公認心理師
カリキュラム準拠

現場実習にも
役立つ

子どもの精神保健テキスト

改訂第3版

Children's mental health text

編著
古荘純一

診断と治療社

はじめに

　このたび，『子どもの精神保健テキスト』改訂第3版を発刊することになりました．本書の目的は，「医療・心理・教育・保育の授業と現場で役に立つ」テキストですが，青山学院大学では，心理で公認心理師カリキュラム「精神疾患とその治療」のテキストとして多くの学生が使用しているため，改訂にあたり，他書にない特徴は残しつつ，心理臨床を目指す人，活動する人にも利用できるような内容も加えました．改訂第3版のおもな変更点は，以下になります．

1) 公認心理師で東京学芸大学講師の岩﨑美奈子先生と共著としました．

2) 追補で，大人の精神疾患と公認心理師過去問を掲載しました．

3) データを最新のものに変更しました．ただし，虐待の相談対応件数，不登校やいじめの実態など，毎年公表されるデータもありますので，適宜，新しいデータはないか検索してください．

4) 文献の割愛．先述したように，精神保健に関係したデータの多くは短い期間で更新されます．文献として出典を示していても，頻回にアップデートや，削除されることもあります．最近はインターネットを利用して，文献検索も普及してきましたので，文献は割愛しました．

5) 授業のテキストだけでなく，臨床実習や，教育・福祉機関の設置図書としての活用を目指しました．

6) 病名（診断名）は，古いものは置き換えて，普及しているものはそのまま残しました．精神科と心理では，医学用語はアメリカ精神医学会のDSM基準に依拠しますが，そのほかの医療の分野や福祉，保健機関では，WHOのICD病名を使用していることが多く，またWHOの病名は訳語を作成中であり，書籍，文献によって表記が異なっています．多くの分野の方に使っていただくことを目的としていますので，医学分野では置き換えが進んでいても，「発達障害」「知的障害」「学習障害」など，普及しているものはそのまま使用しています．

7) 総論を3つ，各論を4つの章に分けました．各論は発達障害，その他の精神疾患，その他の子どもの精神医学的問題，精神保健の問題，に区分しました．

8) 子ども家庭庁の発足，公認心理師の過去問題，新薬の認可，などを盛り込みました．

9) 加筆した部分が多いため，前版の記述は可能な範囲で取捨選択し，テキストとしての使いやすさは残しました．

　コロナ禍は，生活全般に大きな影響を与えました．本書では，コロナ後においても，引き続き役立つ，普遍的な内容が盛り込まれていると思います．

　最後に，企画作成の段階からご協力いただいた，診断と治療社編集部の皆さまの協力がなければ，改訂版として発刊できなかったことでしょう．関係の方々に深謝申し上げるとともに，本書が，子どもたちの理解と支援にヒントとなればこのうえない光栄なことです．

2023年10月

古荘 純一
青山学院大学教育人間科学部教育学科

執筆者一覧

・編著者

古荘純一 青山学院大学教育人間科学部教育学科　教授

・著者

岩﨑美奈子 東京学芸大学教育学部教育心理学講座　講師

●古荘純一（ふるしょうじゅんいち）

1984 年	昭和大学医学部卒業，その後大学院進学し 1990 年医学博士取得
1990 年	亀田総合病院小児科医長
1991 年	昭和大学医学部小児科学教室助手
1994 年	公立昭和病院（小平市）小児科医長
1998 年	昭和大学医学部小児科学教室講師
2002 年	青山学院大学文学部教育学科助教授
2007 年	同　　　　　教授，　2009 年　現職（学部改組）
（2003 年	日本小児科学会イーライリリー賞にてトロント小児病院研修）

▼おもな著書，監訳書

「新 小児精神神経学－学校・保育現場における子どもの理解・支援のために」日本小児医事出版社（2006）

「軽度発達障害と思春期」明石書店（2006）

「アスペルガー障害とライフステージ－発達障害臨床からみた理解と支援」診断と治療社（2007）

「日本の子どもの自尊感情はなぜ低いのか　児童精神科医の現場報告」光文社新書（2009）

「自閉症のある人のアニマルセラピー－生活を豊かにする動物たちのちから－」監訳，メロピー・パブリデス著，明石書店（2011）

「子どもの QOL 尺度 その理解と活用 心身の健康を評価する日本語版 KINDL R」診断と治療社（2014）

「教育虐待・教育ネグレクト 日本の教育システムと親が抱える問題」光文社新書（2015）

「発達障害とはなにか　誤解をとく」朝日選書（2016）

「『いい親』をやめるとラクになる」青春新書（2019）

「ことばの遅れが気になるなら 接し方で子どもは変わる」講談社健康ライブラリー（2021）

「DCD 発達性協調運動障害 不器用すぎる子どもを支えるヒント」講談社健康ライブラリー（2023）

「境界知能（仮題）」合同出版（2024 刊行予定）

●岩﨑美奈子（いわさきみなこ）

2011 年	神奈川県立汐見台病院小児科臨床心理士
2016 年	お茶の水女子大学大学院人間文化創成科学研究科発達臨床心理学専攻博士後期課程単位取得退学
2020 年	早稲田大学人間科学学術院助教
2020 年	東京慈恵会医科大学附属病院小児科公認心理師，臨床心理士
2022 年	早稲田大学総合研究機構社会的養育研究所次席研究員
2023 年	東京学芸大学教育学部教育心理学講座講師

▼おもな訳書，監訳書

「クラインとウィニコット：臨床パラダイムの比較と対話」訳，ジャン・エイブラム／ロバート・D・ヒンシェルウッド著，岩崎学術出版社（2020）

「アタッチメント・ハンドブック：里親養育・養子縁組の支援」監訳，ジリアン・スコフィールド／メアリー・ビーク著，明石書店（2022）

「里親養育における乳幼児の理解と支援：乳幼児観察から『ウォッチ・ミー・プレイ！』の実践へ」監訳，ジェニファー・ウェイクリン著，誠信書房（2023）

公認心理師カリキュラムを学ぶ

　公認心理師は，保健医療，福祉，教育，司法・犯罪，産業・労働の5分野で活躍する職種です．児童精神科や療育センター，児童相談所，児童養護施設，学校，少年院など子どもや親子を対象とする現場は数多くあります．しかし，子どもの精神発達や精神疾患について体系的にまとめられたテキストは少なく，現場に出てからケースを通して少しずつ学んでいくのが現状です．

　本書は，子どもの精神疾患や子ども虐待，不登校など子どもの心の診療関連の問題について，その背景要因から診断基準，治療・支援まで網羅的に触れられています．また，今回の改訂では，公認心理師カリキュラムに準拠した形で，公認心理師養成課程の必修科目「精神疾患とその治療」に対応させており，過去の試験問題を通して理解度チェックができるよう工夫しました．さらに本書は，現役医師と現役心理師が，支援の現場で必要となる知識や考え方を選り抜き，コンパクトにまとめています．

　公認心理師カリキュラムでは，現場実習が大学，大学院ともに必修となっていますが，実習先で目にする患者（相談者）や治療（支援）についての基本的な知識がなければ，その先の実践的な学びを得ることは難しいでしょう．本書は保健医療，福祉，教育など子どもや親子の心の問題を扱う分野での現場実習において，事前学習や事後学習のテキストにも適しています．

公認心理師カリキュラム対応表

　本書は公益社団法人日本心理学会および公認心理師養成大学教員連絡協議会が作成した公認心理師大学カリキュラム標準シラバス（2018年8月22日公表）に，以下のとおり対応しています[†]．

公認心理師大学カリキュラム　標準シラバス		本書
精神疾患とその治療	精神疾患総論（代表的な精神疾患についての成因，症状，診断法，治療法，経過，本人や家族への支援を含む）	精神疾患の成因，症状，診断法，治療法，経過，本人や家族への支援	Ⅰ章
		統合失調症（統合失調症スペクトラム障害）	Ⅳ章
		双極性障害，抑うつ障害	Ⅳ章
		不安に関連した障害	Ⅳ章
		発達障害（神経発達症群/神経発達障害群）	Ⅲ章
		摂食障害，排泄症，睡眠—覚醒障害	Ⅳ章
		秩序破壊的・衝動制御・素行症	Ⅳ章
		物質関連障害および嗜癖性障害	Ⅵ章
		認知症（神経認知障害）	追補
		パーソナリティ障害	追補
		その他の精神疾患	Ⅳ章
	向精神薬をはじめとする薬剤による心身の変化	向精神薬の種類，作用，副作用	各章，特にⅦ章
	医療機関との連携	医学的治療と心理学的ケア	
		精神科医療における公認心理師の役割	
		医療機関への紹介	

公認心理師国家試験対策の豆知識

公認心理師の国家試験を運営する一般財団法人日本心理研修センターは，公認心理師として業務を行うために必要な基本的知識及び技能を，「公認心理師試験出題基準・ブループリント^{††}」として具体的な項目で示しています．公認心理師試験委員会は，公認心理師試験の妥当な内容，範囲および適切なレベルを確保するため，この基準に拠って出題しており，令和5年版の「精神疾患とその治療」の出題基準は以下の通りです．公認心理師試験の受験を考えている方は，ぜひ参考にしてください．また，実際に出題された過去問題を巻末にまとめましたので，こちらもご活用ください．

公認心理師試験における「精神疾患とその治療」出題範囲（令和5年版）

（1）代表的な精神疾患の成因，症状，診断法，治療法，経過，本人や家族への支援
・おもな症状と状態像（抑うつ，不安，恐怖，幻覚，妄想）
・精神疾患の診断分類・診断基準＜ICD-10，DSM-5＞
・症状性を含む器質性精神障害
・精神作用物質使用による精神及び行動の障害
・統合失調症，統合失調型障害及び妄想性障害
・気分（感情）障害
・神経症性障害，ストレス関連障害及び身体表現性障害
・生理的障害及び身体的要因に関連した行動症候群
・成人のパーソナリティ及び行動の障害
・精神遅滞［知的障害］
・心理的発達の障害
・小児期及び青年期に通常発症する行動並びに情緒の障害，特定不能の精神障害
・行動観察，評定尺度
・知能検査，神経心理学的検査，脳波検査，神経画像検査，発達検査，認知機能検査
・薬物療法，作業療法，心理療法
・地域移行，自助グループ
・アドヒアランス

（2）向精神薬をはじめとする薬剤による心身の変化
・薬理作用
・薬物動態
・有害事象，副作用（錐体外路症状，抗コリン作用，依存耐性，賦活症候群）
・向精神薬（抗うつ薬，抗不安薬，睡眠薬，抗精神病薬，気分安定薬，抗認知症薬，精神刺激薬）
・薬剤性精神障害

（3）医療機関への紹介
・精神科等医療機関へ紹介すべき症状

---

† ：https://psych.or.jp/wp-content/uploads/2018/04/standard_syllabus_2018-8-22.pdf
†† ：令和5年版公認心理師試験出題基準・ブループリント https://www.jccpp.or.jp/download/pdf/blue_print_202301.pdf

子どもの精神保健テキスト 改訂第3版

CONTENTS

I 章　総論 − 子どもの精神発達

II 章　総論 − 精神科診断基準と診断手技

III 章　各論 − 神経発達症（発達障害）

Column

1 子ども期の分類

1. 未成年者を示すおもな用語について

未成年者は，成年（成人）と対比して使用される．20歳未満の者で，おもな用語を以下に示す．

1) 子ども

一般には大人との対比で，幼い者，一定の年齢に達していない者のことを指す．「親子関係」のように親に対する子という意味で，実子を指すこともある．

文部科学省では「子供」と漢字表記の用語であるが，厚生労働省では「子ども」と表記されている．さらに一般には「こども」とすべてひらがな表記されることもある．本書では，親子関係に限定せず，成人に達していない者という意味で「子ども」という表記を用いる．親子関係をふまえ，親に対する用語は「子」と表記する．

2) 小児

12歳もしくは15歳までの子どもを指す用語の1つ．

「小児科」は15歳までの子ども（中学生以下）を対象とした"内科"のことであるが，最近は成人に達するまで診察を行っている．その他交通機関では，「小児運賃」などと表現され，（2歳以上）～12歳以下（未満）の子どもに適用されている．

3) 児童

児童福祉法，学校教育法^{注1}，道路交通法など法令での呼称に用いられるほか，児童文学，児童館など一般にも用いられている．学校教育法

では小学生，児童福祉法では18歳未満のものを指すなど，対象年齢が異なることから，たとえば，「子ども」という用語に置き換えられつつある．

4) 少年（少女）

少年は，一般には6・7歳から18・19歳頃までの世代を指し，狭義では中学生・高校生に相当する年齢．女性の場合は少女とよぶこともあるが，少年法など司法の世界では，性別を問わず用いられる．少年少女と表記されることもある．

2. 時期の分類

1) 年齢による区分
・新生児：生後4週未満
・乳児：生後1年未満
・幼児：生後1年から就学まで
・学童：小学生
・学齢：小学生と中学生
・児童：18歳未満の子ども

2) 発達段階による区分
・小児期：おもに思春期以前の子ども．
・思春期^{注2}：第二次性徴の発現の始まりから終わりまで．小学校高学年から中学生ころ．
・青年期^{注2}：第二次性徴がほぼ終わり，自立するまでの年齢で15歳～25歳くらいまで．

注1) 学校教育法では小学生は児童，中学生と高校生は生徒，専門学校生と大学生は学生．
注2) 思春期，青年期は年齢による区分よりも，一般には成長・発達段階を示す用語であり，該当する年齢は，個々の状況や使い方で差がある．

3）新しい区分

・AYA 世代（adolescents and young adults，思春期と若年成人の略語）：概ね 15 歳〜30 歳前後（〜40 歳までの人）を指す．

4．法令等による区分

表 1 を参照．

■ 3．乳児期の概念

乳児とは，児童福祉法においては満 1 歳未満（1 歳の誕生日の前日まで）の子どもを指す．一般には「離乳が完了して歩行が可能となる時期まで」という意味で，出生から生後約 1 年〜1 年半，時に 2 歳未満を指すこともある．生後 4 週未満の乳児は新生児とよぶが，新生児期は乳児期に含まれる．

乳児の身体的成長の速度は誕生後のあらゆる時期の中で最大であり，出生時に比べて体重は約 3 倍，身長は 1.5 倍となる．運動発達も目覚ましく，出生直後は原始反射と無目的に手足を動かすのみであったものが，乳児期が終了する時期には自立歩行の開始の時期を迎える．

精神発達に関しても，乳児期から著明である．ここちよい皮膚感覚，聴覚刺激，視覚刺激などを体得することで，発達が促進されるため，この時期には乳児の自発的行動に対する周囲の者の適切な応答的態度や愛情をもった働きかけが，安定感や心身の発達に最も重要である．

■ 4．幼児期の概念

幼児とは，児童福祉法においては乳児期満了（満 1 歳）〜学齢（小学校就学時）を指す．就学時には，満 6 歳を迎えたばかりの子どももいれば，ほどなく満 7 歳の誕生日を迎える子どももいる．しかし，幼児の終了時期は満 6 歳までという個別的な扱いではなく，就学時（満 6 歳の 4 月 1 日）としている．それは以降の学齢，学童期という呼称との関連もある．

粗大運動†の発達は乳児期に完成するが，幼児期は微細な運動と言葉の発達が著明な時期である．言葉はコミュニケーションの手段となるとともに，思考の手段にもなる．すなわち，言葉は知識の獲得，概念の理解，推論や想像，創造を可能にし，自分の感情，意志などを他者に伝え合う機能をもつ人間の精神発達の源泉である．言葉の発達は一般に，①前言語的段階，ブーブー，バブバブなどの喃語を通して発声，構音機能が発達する段階（0〜約満 1 歳），②発語の音韻の習得，ママ，ワンワンのような一語文の時期（〜満 1 歳後半），③文法の習得と語彙の増加，単文の段階（〜満 3 歳），④語彙の急激な増加，複文の段階，言葉がコミュニケーション手段・思考活動の手段となる時期（〜満 6 歳），という 4 段階を経る．

■ 5．学童期・学齢期の概念

学校に就学して教育を受けることが適切とされる年齢のことを「学齢」という．日本では，満 6 歳の誕生日以後の最初の 4 月 1 日から 9 年間（満 15 歳に達した日以後の最初の 3 月 31 日まで）が該当する．また，「学童期」とは，一般的には小学校入学〜卒業にかけての時期，つまり小学生（文部科学省でいう「児童」）に相当する．狭義には学童期は，人格の基礎が形成される「幼児期」と，第二次性徴が現われる身体的変化とともに，親から精神的に自立して自己を確立していく「思春期」との間に位置し，情動的に安定して外部世界への関心や好奇心を高める時期である．

しかし，一般に小学生高学年になると第二次性徴が出現するため，思春期と学童期には重なりがある．精神保健では，学籍による分類ではなく，個々の成長発達段階での分類であるため，学童期とは「就学時から思春期を迎えるまでの小児」を示すものである．

---

†：姿勢の保持や移動運動など，全身を使い大きく動く運動のこと．

表1 各種法令等による子ども・若者の年齢区分

法律の名称	呼称等		年齢区分
少年法	少年		20歳未満の者
刑法	刑事責任年齢		満14歳
児童福祉法	児童		18歳未満の者
		乳児	1歳未満の者
		幼児	1歳から小学校就学の始期に達するまでの者
		少年	小学校就学の始期から18歳に達するまでの者
児童手当法	児童		18歳に達する日以後の最初の3月31日までの間にある者
母子及び父子並びに寡婦福祉法	児童		20歳未満の者
学校教育法	学齢児童		満6歳に達した日の翌日以後における最初の学年の初めから,満12歳に達した日の属する学年の終わりまでの者
	学齢生徒		小学校の課程,義務教育学校の前期課程又は特別支援学校の小学部の課程を修了した日の翌日以後における最初の学年の初めから,満15歳に達した日の属する学年の終わりまでの者
民法	未成年者		18歳未満の者
	婚姻適齢		男18歳,女18歳
労働基準法	年少者		18歳未満の者
	児童		15歳に達した日以後の最初の3月31日が終了するまでの者
青少年の雇用の促進等に関する法律	青少年		35歳未満.ただし,個々の施策・事業の運用状況等に応じて,おおむね「45歳未満」の者についても,その対象とすることを妨げない.(法律上の規定はないが,法律に基づき定められた青少年雇用対策基本方針(令和3年厚生労働省告示114号において規定)
道路交通法	児童		6歳以上13歳未満の者
	幼児		6歳未満の者
	第二種免許,大型免許を与えない者		21歳未満の者
	中型免許を与えない者		20歳未満の者
	準中型免許,普通免許,大型特殊免許,大型二輪免許及びけん引免許を与えない者		18歳未満の者
	普通二輪免許,小型特殊免許及び原付免許を与えない者		16歳未満の者
子どもの読書活動の推進に関する法律	子ども		おおむね18歳以下の者
二十歳未満ノ者ノ喫煙ノ禁止ニ関スル法律	未成年者		20歳未満の者
二十歳未満ノ者ノ飲酒ノ禁止ニ関スル法律	未成年者		20歳未満の者
風俗営業等の規制及び業務の適正化等に関する法律	年少者		18歳未満の者
児童買春,児童ポルノに係る行為等の処罰及び児童の保護等に関する法律	児童		18歳未満の者
インターネット異性紹介事業を利用して児童を誘引する行為の規制等に関する法律	児童		18歳未満の者
青少年が安全に安心してインターネットを利用できる環境の整備等に関する法律	青少年		18歳未満の者
(参考)			
児童の権利に関する条約	児童		18歳未満の者

〔内閣府ホームページ:令和4年版子供・若者白書.7 各種法令による子供・若者の年齢区分(https://www.8.cao.go.jp/youth/whitepaper/r04honpen/pdf/app7.pdf)〈閲覧日2023.5.22〉より改変〕

6. 思春期の概念

思春期とは，第二次性徴前の児童期から青年期への移行期にあたる時期のことをいう．青年期前期および中期と捉える場合もあるが，一般に，はじまりは 10〜12 歳，終わりは 14〜16 歳頃である．

大切なのは，思春期は年齢での分類ではなく，個々の身体や精神の変化の一時期を表す，ということである．子どもによっては 10 歳前で思春期といえることもあり，また逆に 12 歳を過ぎてもまだまだ幼さの目立つこともある．

思春期には，身体の成長と性的成熟が急激に進む一方で，精神的発達は急加速することがないため，「子どもではない」という意識と「まだ大人として振る舞うには自信がない」という意識とで情緒が不安定になりやすい時期として注目されてきた．

7. 青年期の概念

青年期とは思春期と成人期の間の時期であり，親の保護から独立する時期のことを指す．前述したように，青年期前期を思春期とよぶ場合もあるが，やはり青年期も年齢での定義ではなく，通常は 18 歳以降からの精神的成熟・経済的自立をもって終結とする．しかし，終結の時期は時代や基準により変動するため，よりあいまいであり，年齢での目安はない．

青年期は，第二次性徴など身体的な成長はほぼ完了しているが，精神的には「自分とは何者であり，社会の中でどんな役割を果たすことができるのか」「自分の人生の目的は何か」などを自問し，答えを見出そうとする時期である．アイデンティティ（自己同一性）の確立・獲得という成熟過程にあり，未来を展望して一貫性を

もった自己イメージが確立されていく途上である．そのことで，社会的にいろいろな活動に参加することや，恋愛感情をもった交際，職業の選択などが必要になってくる．

8. 移行期，AYA 世代の概念

医療の分野では，小児科と内科の狭間であり，この年齢で多く発生する心身の問題に対応するため，「思春期科」を標榜するところもある．さらに，喘息やてんかんなど小児期に発症した慢性疾患がそのまま青年期以降も持続する場合は「移行期」，この時期に新たに生じる疾患は AYA 世代の疾患として，切れ目なく包括的に捉えるような取り組みがなされている．

「移行期の概念」は一般には普及していないが，精神保健においてとても重要なことである．これまで述べてきた通り，成長や発達段階は単純に年齢で区別できるものではない．就学前は母子保健，学校に通う年齢では学校保健，就労後は精神保健，という現在の日本における行政システムも 1 人の子どもの成長，発達過程を考えると合理的ではなく，本人の選択決定権もない．また，この行政システムにより支援が断続的になってしまう子どもを 1 人の医師が継続して診るということは現実的ではない．そうすると，しっかりとした引継ぎや連携システムの構築が望まれる．

AYA 世代は，がん治療の狭間の年齢から使用されるようになった用語である．がん治療に限らず，主として身体的な負担により，自立，社会参加，そして独立して過程を営むことに，多くの配慮や支援を必要とする青年も存在するのも事実である．AYA 世代の概念は，身体的慢性疾患や精神疾患にも通じるものがあり，切れ目のない支援を検討するには重要な概念であろう．

2 乳幼児期の精神保健

1. 乳幼児期の発達に関する諸理論

1) 発達段階：エリクソン（Erik Homburger Erikson）

エリクソンは，人間のライフサイクル（生活周期）の観点から，自我の発達段階を8段階に区分し，それぞれの段階に，心理的課題や導かれる要素を定義した（Ⅰ章「3 学童期の精神保健」p.9 **表1** を参照）．

この理論は，ライフサイクルを通して乳幼児期の発達課題として基本的な信頼関係を明記するなど，小児の臨床領域にも大きな波及効果をもたらしている．次の発達段階に移行するためにそれぞれの発達段階で習得しておくべき課題として検討されてきた．

2) アタッチメント（愛着）

ボルビー（John Bowlby）が提唱した心理学概念で，ある人間と他の特定の人間との間に形成される愛情による絆のことで，特に乳幼児とその母親との情愛的結びつきを指す．ボルビーは，乳児は母親に対して生理的欲求だけでなく，後追いなど積極的に働きかける存在であり，愛着の発達は表1に示す4段階を経ると考えた．

乳児期に全面的に母親に依存していた状態から，徐々に母子分離が進行するが，乳児期の愛着による信頼感の確立が，この分離不安を克服するためには不可欠である．2～4歳頃に現れる

表1 ボルビーの愛着の発達4段階

第1段階	誕生～12週の前愛着段階．特定の人（母親）と他の人と区別はできないが，人を目で追う，人の顔を見ると微笑む，泣き止むなど，人間指向の行動がみられる
第2段階	12週～6か月の愛着形成．母親的人物に喜びを伴う社会的反応を示す
第3段階	6，7か月～2歳頃の明瞭な愛着段階．母親の後追いをしたり，探索行動の基地†として母親を活用したりする
第4段階	3歳前後からの目標修正パートナーシップの段階．母子間に永続的な結びつきが形成される

〔庄司順一，ほか：アタッチメント．明石書店，2008 より改変〕

第一反抗期は自我の芽生えの時期であり，自我が発達するうえでも母子分離の契機としても，重要な意味をもっている．

3) 思考発達段階説：ピアジェ（Jean Piaget）

ピアジェは，知的発達とは主体内に新しい認知構造を構成していくことであると考えて，その構造を4段階に区分した．「感覚運動期」は愛着形成と「前操作期」は，言語，微細運動††などの発達がさかんな時期に相当する．

4) 親の養育態度と子どもの性格：サイモンズ（P. M. Symonds）

親の養育態度は子どものパーソナリティの形成や問題行動の発現に大きな影響を与えると考

---

† ：養育者のこと．自立歩行が可能になった子どもが，時折養育者のところに戻ってきて，皮膚感覚で安全を確かめ，再び探索行動を起こすことを保証する人のこと．
†† ：おもに手を使用するような小さな筋肉の調整による運動のことであり，乳児期から幼児期早期にその発達が確認できる．

えて，親の養育態度を，「受容（保護的態度．何かを1人でやらせる機会を与えようとしない）」と「拒否（子どもに十分な愛情を注がず，かまわない）」，「支配（親の思い通りに子どもを支配しようとする）」と「服従（親が子どものいいなりになる）」の組み合わせによってあらわし，4つに分類した．

　①過干渉型（支配・受容）
　②溺愛型　（受容・服従）
　③残忍型　（拒否・支配）
　④無関心型（拒否・服従）

　そして，過干渉型からは幼児的・依存的な子ども，溺愛型からは独立的・反抗的な子ども，残忍型からは逃避的，不安，神経質，強情な子ども，無関心型からは攻撃的な子どもになるとして，親子関係の診断法を提唱した．

5）愛着のパターン

　エインスワース（Mary D. S. Ainsworth）は，分離再会場面を作り出す方法を用いて，愛着のパターンをA〜Cの3つの特徴に分類した．さらに，メイン（Main）らが養育環境に病理的問題のある子どもを対象に研究を行い，新たに1パターン（D）を報告した（表2）．

2. 成長の評価：スキャンモンの発育曲線

　発達（development）とは機能が成熟していくことで，それに対して成長（growth）とは形態が増大していくことをいう．そして，発育とは両者をあわせもつ表現である．

　乳児〜幼児期は神経系や運動機能の発達が著しい時期である．スキャンモン（Scammon）はそれを一般型（骨，筋肉などの全体組織），神経系型（神経系），生殖器型（性腺などの成熟），リンパ系型（免疫力に関係）の4系統からなり，それぞれが異なる発達の仕方をすると解説している（図1）．神経系型の発達は発達初期に著しく，一般型では発達の初期と青年期前期に急速な成長がみられる．

　前述のスキャンモンの発育曲線では，成長は一般型に，発達は中枢神経系との関連が深い．すなわち，小児期全般にわたり成長と発達のアンバランスがある．脳の重量では5歳の子ども≒大人，体重では5歳の子ども＜大人である．

3. 発達の評価と乳幼児期の特徴

　現在日本で使用されている，乳幼児期の小児を対象としたおもな発達評価法を表3に示す．

　図2に小児保健領域で頻用されるDENVER Ⅱ発達判定法を示す．

表2 愛着のパターン

A. 回避型（Avoidant）	すべての場面において，養育者とのかかわりが乏しい．養育者を安全基地として利用することが少なく，養育者との分離に抵抗を示さない．再会時にも養育者に対して無関心，あるいは回避的行動をとる
B. 安心（安定）型（Secure）	分離前には養育者を安全基地として探索行動を行い，分離に対して抵抗や不安を示す．養育者との再会で分離不安を解消できる
C. 両価（アンビバレント）型（Ambivalent）	すべての場面において不安が強く，養育者がいても探索行動は乏しい．養育者との再会においても情緒が安定せず，接触を求める一方で激しく抵抗を示す
D. 無秩序／無方向型（Disorganized Disoriented）	非常に不可解で矛盾する行動をとる（顔をそむけながら養育者に接近，分離抵抗があるものの再会を回避，不安を抱いても養育者に近づかないなど）

〔Ainsworth MDS, et al.：Patterns of Attachment：A Psychological Study of the Strange Situation. Psychology Press, 1979／Main M, et al.：Discovery of an insecure−disorganized／disoriented attachment pattern. Ablex Publishing, 1986 より改編〕

前述したように発達そのものにもアンバランスがある．発達の評価は，「運動発達」と「精神発達」に分けて行うことが一般的である．微細運動は手指の運動で評価されるが，ある程度の精神発達がなければ観察できない．たとえば，おもちゃに興味がなければ，おもちゃを上手に手にとることはできないからである．一方，精

神発達には言語発達と個人―社会性の発達がある．精神発達も出生直後からはじまるが，その評価（遅れや質的異常の判断）は幼児期以降が中心となる．乳幼児期の特徴は，運動発達が精神発達よりも早いことである．たとえば，粗大運動の完成目標である「歩行の開始」と，言語発達で最大の評価項目である「はじめて意味のある単語を2～3個話す」時期が，満1歳すぎと同時期である．

　乳幼児期は，運動発達と精神発達のアンバランスが目立つ時期である．天真爛漫にみえる行動も子どもたちは決して意識しているわけではなく，周囲の人間がそれをアンバランスだとみているのである．しかしそれは，逆にいえば危険から身を守ることができないということでもある．危険に近づく＝運動発達，危険かどうか判断する＝精神発達であり，危険かどうか判断できないが危険に近づくことができる．たとえば，ハイハイ可能な子どもは床に落ちているおもちゃに興味をもち，口にくわえることができる．歩行可能な子どもは手すりから身を乗り出せる．ボール遊びに夢中になるとボールを追いかけて道路に飛び出すことができる，などである．このような場合，子どもに注意を促すことは必要であるが，周囲の大人が危険のない環境を整備したり，子どもが危険な行動をとりそうなときは，先に制止したりすることが必要となる．

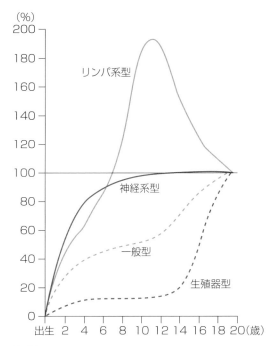

図1　スキャンモンの発達曲線
体組織の発育の4型，20歳（成熟時）の発育を100として，各年齢の値をその100分比で示してある．
リンパ系型：胸腺・リンパ節・間質性リンパ組織，神経系型：脳・脊髄・視覚器・頭径，一般型：全身・外形測定値（頭径を除く）・呼吸器・消化器・腎・大動脈・脾・筋全体・骨全体・血液量，生殖器型：精巣・卵巣・精巣上体・子宮・前立腺
〔JA Harris, et al.（eds）：The measurement of the body in childhood. University of Minnesota Press, 1930 より改変〕

表3　乳幼児期の子ども対象の発達評価法

検査法	おもな特徴
新版K式発達検査	能力を3領域に分けて評価
遠城寺式乳幼児分析的発達検査	脳性まひの鑑別も含めた検査
津守-稲毛式精神発達診断法	母親の報告をもとに評価する
DENVER Ⅱ発達判定法	発達の幅が図示されている

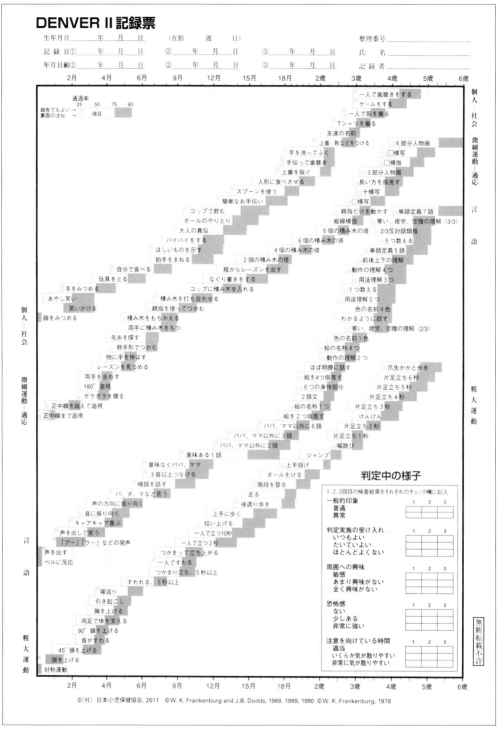

図2 DENVER II 記録票

〔日本小児保健協会（編）：DENVER II －デンバー発達判定法－．日本小児医事出版社，2016 より〕

3 学童期の精神保健

1. 発達過程の区分

発達課題（developmental task）とは，人間が健全で幸福な発達を遂げるために各発達段階で達成しておかなければならない課題のことである．

エリクソン（Erik Homburger Erikson）の「自我の発達過程の区分」を表 1 に示す．

ライフサイクルを通して，心理的課題や関係性を明記しており，小児の臨床領域にも大きな波及効果をもたらしている．

2. 学童期の発達に関して用いられるおもな用語・諸理論

1）ギャングエイジ

ギャングエイジ（gang age：徒党時期），9 歳頃から，4～8 人程度の凝集性の高い仲間集団をつくり，遊びを中心とした様々な活動を行う時期のことである．親や教師などの大人からの干渉から逃れようとして，様々な社会的知識や技能を獲得することから，子どもの社会性の発達に重要な意味をもつ時期ともいえる．

表 1　エリクソンの 8 段階の自我の発達過程

年齢	時期	導かれる要素	心理的課題	おもな関係性	存在しうる質問	例
0～1 歳	乳児期	希望	基本的信頼 vs. 不信	母親	世界を信じることはできるか？	授乳
1～3 歳	幼児前期	意志	自律性 vs. 恥，疑惑	両親	私は私でよいのか？	トイレトレーニング，更衣の自律
3～6 歳	幼児後期	目的	積極性 vs. 罪悪感	家族	動き，移動し，行為を行ってよいか？	探検，道具の使用，芸術表現
6～11 歳	児童期	有能感	勤勉性 vs. 劣等感	地域，学校	人々とものの存在する世界で自己成就できるか？	学校，スポーツ
11～19 歳	青年期	忠誠心	同一性 vs. 同一性の拡散	仲間，ロールモデル	私は誰か？ 誰でいられるか？	社会的関係
20～39 歳	初期成年期	愛	親密性 vs. 孤独	友だち，パートナー	愛することができるか？	恋愛関係
40～64 歳	成年期	世話	生殖 vs. 自己吸収	家族，同僚	私は自分の人生をあてにできるか？	仕事，親の立場
65 歳～	成熟期	賢さ	自己統合 vs. 絶望	人類	私は私でいてよかったか？	人生の反響

〔E. H. エリクソン（著），西平直，ほか（訳）：アイデンティティとライフサイクル．誠信書房，2011 より改変〕

2）モデリング効果

　他者の行動を観察することによって，他者の行動や特徴を習得することをモデリングという．この学習様式は，学習者の直接経験に基づく学習である「直接学習」に対して，モデルの行動や行動結果を観察することで観察者の学習が成立するため「観察学習」ともよばれる．

　バンデューラ（Bandura）はモデリングの主要な効果として，①観察学習効果（新しい行動様式の獲得），②制止・脱制止効果（観察者がすでに獲得している行動の発現を抑えたり，その制御を弱めたりする効果），③反応促進効果（既有の行動の発現を促す効果）などをあげている．

3）ピグマリオン効果

　相手に強い期待を抱くと，その期待が相手の態度や行動に影響を与え，相手が期待に沿うような態度や行動をとる，という現象をピグマリオン効果という．教育場面においては，教師が子どもに対して抱く期待がその言動を通して子どもに伝わることを意味し，「教師期待効果」ともいう．すなわち，教師が伸びると予想した子どもはその期待に応えようとして能力や意欲を向上させ，逆にこの子はだめだと思えば子どもにマイナスの影響を与える．このことからも，「教師－生徒」の関係が非常に重要であることが理解できる．

4）小1プロブレム

　小学校に入学した1年生が，新しい環境になじめないため，授業中座っていられない/立ち歩く/先生の話を聞かないなど，周りとは違う行動をして，集団行動がとれないという状態が継続することである．

5）9歳（10歳）の壁

　小学校3〜4年生前後の時期に子どもが直面しかねない，勉強面や内面的成長の大きな変化を指す用語で，「小3（小4）の壁」とよばれることもある．親からみると，子どもの回避傾向がみられる時期である．筆者らの調査では，日本の子どもの自尊感情が急激に低下する時期とほぼ一致する．

6）中1ギャップ

　小学校から中学校へ入学したときに，新しい対人関係や学問，そして学校環境になじめず，ショックを受けている状態のこと．中学生になり急増するいじめや不登校などの現象と関連して論じられることが多い．

▌3.　教師との対人関係

　幼児期までの対人交流は家族が中心であったが，学童期には，家族以外で学校における対人関係が広がる時期であり，同時にこの時期は対人不安が強くなる時期であり，人からの評価を気にするようになる（Ⅳ章「1 不安障害（不安症）」p.59 **表1** を参照）．

　教師や親の立場では気づくことのない些細な対人関係のつまずきも，本人にとって外傷（トラウマ）体験となりうることに留意する．

　文科省は体罰の禁止を通知している（学校教育法第11条に規定する児童生徒の懲戒・体罰等に関する参考事例〈http://www.mext.go.jp/a_menu/shotou/seitoshidou/1331908.htm〉）．

4　思春期の精神保健

1. 思春期の認知・発達

対人性や社会性の発達は，前頭葉の機能と関係が深く，7 歳～20 歳頃まで続いているとされる．すなわち，思春期においても対人性や社会性の発達は明らかである．学童期までにはみられない思春期特有の対人性の課題を簡単な言葉で表せば，「性」と「プライバシー」の問題である．

プライバシーとは，自分のことを強く意識する，ということである．性の問題とプライバシーの問題は密接に関係していて，異性を意識するようになれば，いやおうなしにその視線は自分自身にも向けられる．「美しくありたい」「かっこよくありたい」といった思いを抱くようになる一方で，思い描く理想と現実のギャップに悩む時期でもある．

性に興味をもつことはごく自然の経過であるが，様々な情報が世の中に溢れ，性に関する情報も簡単に入手できる現代において，思春期以前から子どもたちに適切な教育を行うことが必要であるが，日本では家庭でも学校でも話題を避ける傾向があり，今後の課題となる．

2. 思春期における反抗期と自立

反抗期とは子どもの発達における転換期であり，それが大人への反抗的態度となって現れる「危機的年齢の時代」ともいわれている．思春期に生じる自立心は，幼児期から就学前期への移行期にみられる母親などの家族に向けられた第一反抗期を経た後にみられるもので，第二反抗期として位置づけられる．これは，親以外にも教師や社会的権威に対する反抗的態度が特徴である．

思春期は一般的に，男子はそのエネルギーが外に向かい攻撃的に，女子は内に向かい抑うつ的になりやすい．また，様々な不安と葛藤を経験しながら自分らしい生き方を模索するため，依存的な気持ちと干渉を受けたくない，という自立心との葛藤により，親からの精神的独立（心理的離乳）に向かって歩み出す時期でもある．この時期に生じる自立心は，反抗期として特徴づけられることもある．

3. 身体的発達と精神的発達の アンバランス

ここ数十年で，身長や体重，胸囲などの計測面での発育が早まり，第二次性徴などの性的成熟が早期に発現することが指摘されている．

一方で，社会的な自立が遅れていることも指摘されている．見かけ（身体）の成長と精神面の発達にアンバランスがあり，身体的に第二次性徴を迎える年齢が下がる一方で，自立して安定した自分を獲得する成人期が訪れるのは遅くなっている．概して，思春期・青年期が長くなる傾向にある．

さらに，インターネットを利用して多くの情報を瞬時に取得することが可能となる，いわゆる情報過多にある一方で，実体験の少なさも成長発達のアンバランスを助長する要因と考えられる．

4. 混乱する反抗期

反抗期は従来より定義があいまいで，その時期や程度も個人差が大きいと考えられている．最近は，何事にも服従的な子ども，あるいは青年期になっても否定的な態度をとり続けて，い

わゆる「反抗期のない子ども」が目立つように
なってきた．反抗的なエネルギーが他者に向う
ことなく，自分の内面のみに向かうとしても，
それがいつまでも続いてひきこもってしまい，
年齢的には青年期や成人期を迎えてしまう．こ
うして自立のための思春期を経ずに青年期を迎
える者もいる．一方でいつまでも親や社会に対
して反抗的な考えをもち続ける者もおり，自立
できずにひきこもる青年・成人は社会問題化し
ている．

5. 思春期は精神症状の 助走期間でもある

　代表的精神疾患ともいえる統合失調症（Ⅳ章
「5 統合失調症」p.80 を参照）の概念は，「発病
危険状態/精神病罹病危険状態（at risk mental
state：ARMS）」と，「高危険因子該当者（ultra
high risk：UHR）」とがある．わかりやすくいえ
ば，発病の危険がある「状態」のことを ARMS,
発病の危険がある「対象者」のことを UHR と
よぶ．ARMS とは，現在まで精神病状態になっ
たことがない対象のうち，①微弱な陽性症状
（幻覚，妄想）がある，②短期間の間欠的な精神
病症状がある，③精神病になりやすい家族歴や
人格特徴がある，の3条件を満たしたものである．
　統合失調症を中心とする精神疾患は思春期が
好発時期であり，その要因については生物学的
な側面からの解明が進んでいる．笠井は，「ヒト
は，霊長類からの進化の過程で，前頭前野を格
段に発達させ，自己意識・自我，言語による自
己制御，内発的・将来の予測に基づく行動，主
観的価値の形成などのヒト独自の精神機能をも
つに至った．この前頭前野とそれが担う高度な
精神機能は，個体発達上も，思春期に社会との
交通や自己制御によって成熟を遂げる．その過
程の遺伝・環境相互作用による変異として統合
失調症を捉えるなら，なぜ思春期発症なのか，
なぜ自我障害が本態なのか，が理解できる」と
述べている．
　精神疾患の発症の背景には，人間という脳の

特殊な進化を遂げた霊長類，遺伝背景，さらに
生活環境の様々な変化があるが，特に統合失調
症などは生活環境の変化の因子より前二者の因
子の影響が強いということであろう．一方，不
安障害，愛着障害などは，生活環境の因子がま
すます大きくなっているということではないだ
ろうか．
　図1は，統合失調症の病態治療のパラダイム
シフト（その時代や分野において当然のことと
考えられていた認識や思想，社会全体の価値観
などが革命的もしくは劇的に変化すること）で
ある．前駆症状の時点，すなわち思春期・青年
期の早期介入で，発症・進行の予防につなげる
ことが今後の課題である．

6. 家庭内暴力（ARMS の 1 症状として）

　家庭内暴力は，広義には家庭内のすべての家
族間の暴力をいうが，日本では通常，青少年期
の子どもによる親に対する暴力や，家財道具の
破壊を指すことが多い．多くの場合，こうした
子どもは家庭以外の人に対しては暴力を振るわ
ない．女子より男子に多く，11 歳頃から増加
し，10 代後半がピークとなる．暴力を振るう子
どもの家庭環境は，母親の過干渉や期待過剰，
溺愛，父親の影の薄さなどがあるが，父親が支
配的・暴力的である場合も少なくない．不登校
に随伴して発症することが多く，思春期までは
親の期待に応えるべく素直ないい子だったケー
スが多い．このような子どもたちは第一反抗期
が目立たないことが多く，親の過度な期待や溺
愛の下で自主性を十分に育んでこなかったた
め，この時期の自立の課題を暴力の形で遂行し
ようとすると思われる．
　家庭内暴力は，精神病や非行に伴うものは除
外することになっているが，実際はその前駆状
態ということも多い．通常は，家庭内暴力とい
う行為は強い葛藤と罪悪感を伴うが，精神病的
な背景の疑われる家庭内暴力にはそれが乏し
い．半年以上続く場合，また家族への容赦ない

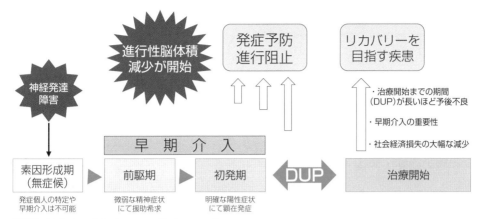

図1 統合失調症概念のパラダイムシフト

統合失調症の病態解明と介入法開発を臨床病期に即して行い，進行阻止による予後の大幅改善，リカバリーの追究，ひいては発症予防を目指すべきとのパラダイムシフトが起きている．

〔笠井清登：統合失調症の早期病態解明・診断補助法開発：ユースメンタルヘルスの実現に向けて．精神経誌 2011；113：679-687 より改変〕

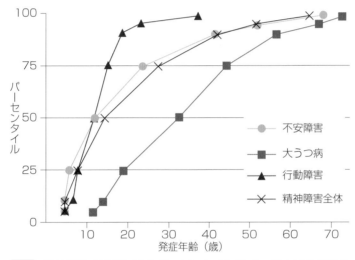

図2 精神疾患の発症年齢のパーセンタイル値（75 歳までの累積を 100% として）

〔Kessler RC, et al. Lifetime Prevalence and Age-of-Onset Distributions of DSM-IV Disorders in the National Comorbidity Survey Replication. Arch Gen Psychiatry 2005；62：593-602 より改変〕

暴力で相応の外傷がみられる場合は，精神病的な背景，特に ARMS の 1 症状として捉える必要がある．

7. 精神医学からみた思春期

精神医学の疫学調査では，精神疾患の約半数は 14 歳までに，3/4 は 24 歳までに発症する（図2）．医学的にみれば，思春期は身体疾患の罹患は少ない時期ではあるが，精神疾患の発症のピークを迎える時期であることは医療関係者にもあまり知られていない．

5　青年期，移行期，AYA 世代の精神保健

1. 青年期の認知・発達

　青年期の認知過程は，あらゆる可能性を考慮に入れ，様々な視点・観点から論理的に問題を解決することにあるといえる．生物学的にも，前頭葉の機能がほぼ成熟する時期である．この時期は大人としての社会的責任や義務を猶予される，いわゆる「モラトリアム期」にあたる．

　エリクソンが最も注目したのは青年期である．青年期とは，急速な身体的発達と性的成熟に伴って，自分が何であり社会的役割が何であるのかを探しはじめる自我同一性（エゴ・アイデンティティ）確立の時期である．しかし，人生観や価値観が多様で変化の激しい現代社会において，青年は価値観の取り入れや生き方の選択がうまくできず，内的に一貫性をもった自己を定義できない状態に陥り，自分がわからなくなる状態（アイデンティティの拡散）になりうることが問題となっている．

　また，前節で述べた精神医学疫学調査（I章「4 思春期の精神保健」p.13 図2 を参照）において，抑うつや不安，適応障害など様々な精神医学的病態が顕在化しやすい時期に該当することにも留意すべきであろう．

2. 青年期における自立

　思春期が長引いてひきこもりとなることが青年期以降も持続する一方で，進学や就労は行っているが，対人交流を極力さけて，生涯結婚しないライフスタイルも増えている．「パラサイトシングル」，最近では親と同居する青年を「子供部屋おじさん」などといった造語も生まれている．一部には少子化とあわせて新たな社会問題としてとらえられるようにもなってきた．

3. 移行期の医療

　小児期発症の疾患で継続診療が必要な患者は「キャリーオーバー」とよばれてきたが，近年では「移行期にある患者」とよばれるようになった．日本における移行期の患者に関する議論は，成育医療の提唱とともに行われてきた．成育医療の概念は，国立成育医療研究センターが設立された際，1995 年の基本計画書において「小児，母性，父性を中心とした包括的な医療」と定義され，胎児期・小児期・思春期を経て成人期からなる，ライフサイクルを支える医療として提唱された．

　一方，欧米において移行期の患者は "children with special health care needs（CSHCN）" とよばれている．欧米における CSHCN に関する議論は，トランジション（移行）の提唱とともに行われ，その概念は，1980 年代のアメリカにおける「最良の医療は，個人の状況に応じて，医学的，発達的に適切な医療を受けることにより達成される」との考えに基づいている．

　このように，移行期にある患者に対する考え方は日本と欧米では違いがある．日本の成育医療の概念では，「専門的医師が一生にわたり治療管理にあたるべき」という考え方に対して，欧米では，「移行（引継ぎ）が前提」とする考えが根本にある．

　移行期医療は，どの施設のどの診療科が診療の責任を負うかという医療側の問題とされ，どのような医療を受けたいかという患者側の視点を取り入れた問題の議論が不足している．しかし，日本小児科学会の「小児期発症疾患を有す

る患者の移行期医療に関する提言」では，「移行期にいかなる医療を受けるのかの決定権は患者にある」としている．また，この提言では，「患者およびその家族の望まない成人診療科への転科をすすめるために使われてはならない」とも記載され，患者本人が決定し意見を表明できることが重要とされている．よって，移行期医療を論じる際には，今一度，患者側の視点を取り入れる必要がある．

「移行期の概念」は一般には普及していないが，精神保健においても重要なことである．就学前は母子保健，学校に通う年齢では学校保健，就労後は精神保健，という行政システムも1人の子どもの成長，発達過程を考えると合理的ではなく，本人の選択決定権もない．また，成長や発達段階は単純に年齢で区別できるものではないことは，これまで述べてきた通りである．現在の日本における行政システムを考えると，1人の人間を1人の医師が継続して診るということは現実的ではない．そうすると，しっかりとした引継ぎや連携システムの構築が望まれる．

4. 小児がんと AYA 世代

AYA 世代は，がん治療の狭間の年齢から使用されるようになった用語である．一般に小児がんの対象となる年齢は15歳未満であるが，それから外れている一方で成人のがん患者としては若年であることから，受診できる医療機関が少なかったり，公的な支援が受けにくかったりするなどの問題がある．

小児がんの患者は，就学，就労，経済的問題をかかえながら AYA 世代を迎える．治療そのものや，生命，生活を支える医療についてだけでなく，がんを克服した青年に対して，就学，就職そして就労先での支援についてはまだまだ不十分である．後遺症や治療後の合併症（不妊など）を相談できる人や同世代の患者が少ないことから，早期に相談支援体制の確立が望まれる．

5. 支援の狭間の時期としての青年期

青年期は様々な支援機関の狭間となる．医療では，小児科と成人各科や精神科と連携の問題がある．通院している医療機関内での診療連携がとられず，小児科医が青年期以降も診療していることもある．患者が希望することもあるが，適切な紹介先がみつからないということも少なくない．また法令では，児童福祉は18歳未満を対象としており，18歳を過ぎると支援が受けられなくなることも少なくない．切れ目なく，青年期に段階的に支援を受けられるようなシステムの構築は喫緊の課題である．

また精神面の負担を抱えた子どもについても学校保健から精神保健への切り替えがほとんど行われることはない．たとえば「不登校」として把握されていた子どもも，義務教育終了時の15歳，そして児童福祉や高校を卒業する18歳を過ぎても社会適応できていない場合は，精神保健への引継ぎをするべきだが，実際はできていない．

6. 多様なネットワーク，システムの構築

小児から成人へと環境が大きく変化し，社会制度も変更となる時期である移行期の医療は，精神疾患に限らず全疾患，また日本に限らず全世界的にも統一した解決法はない．疾患の性質や重症度，重複疾患の有無，地域性なども考慮したうえでの多様な対応が求められる．現在の日本の診療体制である科の垣根を越え，各科で協力して診ていくという多様な診療ネットワークが構築されれば，様々な背景をもつ移行期の患者は希望するネットワークを選んで診療を受けることができるだろう．

さらに医療と教育，福祉の連携を考えるにあたっても，学校保健，精神保健の垣根を越えて，1人の人間を発達的視点でみていくこと，そしてそのシステムづくりが重要だと思われる．

1 精神科の 2 つの診断基準　DSM と ICD

1. はじめに

　精神科臨床では，2 つの診断基準が用いられている．1 つはアメリカ精神医学会が作成している，DSM（Diagnostic and Statistical Manual of Mental Disorders：精神疾患の診断統計マニュアル）である．もう 1 つは，WHO（世界保健機関）が公表している ICD（International Statistical Classification of Diseases and Related Health Problems：国際疾病分類および健康関連の問題）である．

2. DSM-5

　DSM は，分類だけでなく診断基準も記載されており，日本でも多くの専門家が診断に用いているばかりでなく，心理，教育，福祉などの関連分野のテキストで紹介されている．現在使用されているのは，DSM-5 であり，2013 年に発表された 4 回目の改定版のことである．さらに 2022 年に改訂版，DSM-5-TR が出版されている．

　現在まで，精神科の臨床では DSM が主として用いられている．その理由は診断基準が記載されており，その診断方法も操作的（何項目中何項目を満たす）など，簡便であるからである．一方，それまでのカテゴリー診断（臨床特徴ごとに診断）から，DSM-5 はディメンション（次元）方式を一部採用した．症状の重症度を，なしから重度まで評価することで，軽度である臨床的特徴も記述でき，個々の患者へのより適切な診断，治療を目指したものである．

3. ICD-11

　ICD とは，WHO（世界保健機関）が公表している国際疾病分類（International Statistical Classification of Diseases and Related Health Problems）の略語で，数字の 11 はその 10 回目の改定を示しており，2019 年に WHO で採択された．日本では現在 1 つ前の ICD-10 が福祉・行政の現場で広く使用されているが，ICD-11 の導入に向けて準備中である．

　ICD-10 から ICD-11 の変更にあたり，大きく内容が変更され大幅に充実した．おもな変更は，①医学の専門家を中心とした検討，②電子環境での活用を前提としたシステムとして，ウェブサイトを介した分類提供を行う，③複数の使用目的を想定，柔軟なコーディング（疾患へのコード番号の振り当て），疾病・死亡統計，加えて，プライマリケアや臨床，研究等の使用を目指す，④病名コードだけでなく，definition（疾患概念）を含めた情報体系を提供し，分類項目にかかる説明，病名（索引用語）を追加する，⑤日中韓の伝統医学を新たに導入，⑥構成は 26 章と補助セクション，エクステンションコード，⑦小児科単独で用いられる章はないが，精神保健関係は第 6 章「精神，行動，神経発達の疾患」（Mental, Behavioral or Neurodevelopmental Disorders：MBND）に記載されている，などの特徴がある．

4. 本書での記載

　本書での記載は，可能な限り ICD-11 を用いる．その理由は，DSM-5 はアメリカ精神医学会の診断基準であり，6 歳未満の症状とそれ以降

の症状の整合性が確認されておらず，乳幼児の診断に用いにくいこと，ICDはすべての医療分野に関係した分類であること，ICD-11の第6章は，「神経発達」と明記されており，神経発達症（発達障害）だけでなく，小児期からの使用を念頭に置いていること，さらに，DSMは一般の使用を広く目的としたものではなく，アメリカ精神医学会が版権をもっており，使用対価が生じる可能性があるが，ICDは，インターネットを通して，誰でもアクセスが可能となっていること，などである（https://icd.who.int/browse11/l-m/en）.

しかし，ICD-11は，行政がまだ採用前の段階である．膨大な英語で出された情報を日本語に翻訳して，その整合性を厚生労働省と総務省（人口動態など死亡統計を管轄する）でまだ確認できていないからである.

本書における診断名（病名）にあたる部分は，現在日本精神神経学会と日本小児科学会が大筋合意できているので，その病名を用いた．また疾患概念については，著者がICD-11の疾患概念を翻訳したものをもとに記載している（表1）.

用語については，多少の不一致がある．発達障害関連の用語の相違を表2に示した.

表1 ICD-11第6章に分類されるおもな疾患群

神経発達症
統合失調症
気分症
不安症
強迫症
ストレス関連症
解離症
食行動症および摂食症
排泄症
物質使用症
衝動制御症
秩序破壊的または非社会的行動症
パーソナリティ症
パラフィリア症
認知症

表2 DSM-5，ICD-11，発達障害者支援法，本書での表記の比較

DSM-5 訳語	ICD-11 訳語案[*]	発達障害者支援法	本書での表記
コミュニケーション症群／コミュニケーション障害群	発達性発話または言語症群	主たる対象ではない	（代表的タイプとして）吃音
自閉スペクトラム症／自閉症スペクトラム障害	自閉スペクトラム症	広汎性発達障害	ASD
注意欠如・多動症／注意欠如・多動性障害	注意欠如多動症	注意欠陥・多動性障害	ADHD
限局性学習症／限局性学習障害	発達性学習症	学習障害	LD
発達性協調運動症／発達性協調運動障害	発達性協調運動症	その他の類する脳機能障害	DCD
知的能力障害群	知的発達症	その他の類する脳機能障害	知的障害

＊：日本精神神経学会の訳語案である.

2 精神科疾患診断の原則

1. 診断学的特徴

　診断基準の症状のうちいくつかを満たすこと（操作的診断法）が診断条件になるが，症状を認めるだけではなく，複数の場所で，一定期間以上症状がみられることを確認する．

　本人や周囲の人の困り感があることを，診断する側が評価する．

　併存症が多い．身体疾患に併存することしばしば認められる．一方，精神疾患の中で診断が重なることもある．診断別の支援だけでなく，個々の支援ニーズを把握する．

2. 診断のプロセス

1) 問診

　患者の話を聴いて，診断に必要な情報を収集する．家族の情報や生い立ち，生活状況なども確認する．

2) 客観的な評価

　患者の訴えを聞いて，診断基準の症状に合致するのかどうかを判断する．その際，表情やコミュニケーションの様子，立ち振る舞いなども参考にする．そのうえで，操作的診断基準の項目に当てはめる．

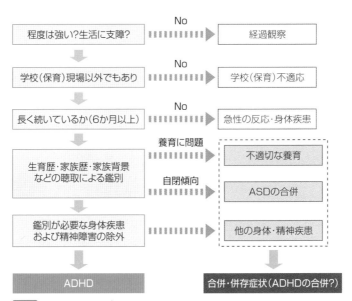

図1 ADHD 診断プロセスのフローチャート
〔古荘純一（編）：神経発達症（発達障害）と思春期・青年期. 明石書店, 2014 より改変〕

3）日常生活の困難さを評価する

症状が目立っても，日常生活に困難さを抱えていることがなければ診断しないことになるが，本人が困り感を隠す場合，あるいは家族など周囲の人を巻き込む場合は，生活の困難さがあると判断することもある．

3）補助検査

画像，脳波，心理検査などの結果を考慮する．質問紙による調査は，補助検査に過ぎず，患者の主観を評価する1つの方法である．

4）除外診断

そのほかの要因で起こっているものではないことを確認する．

3. 具体的な診断プロセス

1例として図1にADHDの診断のプロセスを示す（Ⅲ章「3 ADHD（注意欠如多動症）」p.31を参照）。

Column 1 小児科・精神科双方向から積極的な連携の構築を

小児科医は身体症状を中心に診ているため，精神面の問題が身体にどのような影響を及ぼしているのか判断することになる．しかしながら，発達の偏り，ストレス，親子や周囲の人間との葛藤との関連を客観的に「評価」することを専門としておらず，専門家の評価を期待している．心理関係者は，小児科医の求めに応じて評価を行い小児科医に評価を開示するが，その後の対応は容易ではない．症状が顕在化，深刻化するのを防ぐべく，①気づき，②評価，③対応についての職種間連携を求めている．

小児科医は子どもの精神面の問題に気づいた場合，すぐに精神科医と連携をとることは少なく，またその敷居も高い．通常は，院内での臨床心理士や小児科医同士の連携，スクールカウンセラーや特別支援教育コーディネーターなどとの連携であるが，地域医療の現場では，職種間連携ももてないことが少なくなく，問題が大きくなるまで小児科医1人で苦労して対応することもある．さらに，保護者に根強い精神科への偏見や「大人になれば治る」，「気持ちを強くもつ」などの精神論に反論するだけの情報を持ち合わせていない．

一方，精神医学でのリエゾンは，他科からの依頼があってはじめて，精神科医が連携を開始する．児童精神医学の領域でも同様である．児童精神医学からみたリエゾン症例のおもな依頼理由は，身体疾患に対する心因反応の調整，問題行動や抑うつ，精神疾患の鑑別，そして自殺関連行動など多義にわたる．対象は，入院患者や総合病院などの依頼を受けた症例の調査にとどまっている．

今後，小児科・精神科双方向から積極的なコンサルテーション・リエゾンの働きかけを行うことが期待される（Ⅶ章「2 環境整備の原則とリエゾン精神医学」p.145を参照）．

3　医学用語の変遷について

1. 医学用語の原則

　診断に使用される医学用語の中には，患者や家族の尊厳を傷つける恐れのある用語や，学術的に定義が曖昧もしくは不正確な用語が含まれており，置き換えが行われている．前者には，①差別や侮蔑の意を含む用語，②動物の名称を含む用語，③歴史上の人物や物語の登場人物の名称を用いたもの，④それ自体に差別や侮蔑の意図はなくても，非常にきつい響きがある言葉，などが含まれている．

　①の代表的なものとしては，痴呆症であり「認知症」に変更された．

　②の1例として，オウム返しがあり「エコラリア（反響言語）」と変更されている．

　③の1例として，ピックウィック症候群†は「睡眠時無呼吸症候群」に変更された．

　④の1例として，「致死性○○症」などで最初の報告者の名前に変更されている．

　などである．

2. 「障害」から「症」へ

　精神疾患の診断名を意味する disorder について，今までは「障害」と訳していたが，症状が固定したイメージがもたれるため，「症」に変更されることになった．たとえば，不安障害が不安症と変更されていくことになるが，現在は移行期間で両者が混在している．

3. 知的発達症と発達性学習症

　ICD-11でいう知的発達症と発達性学習症についてふれておく．それぞれ，Disorders of intellectual development, Developmental learning disorder, の訳語である．一般には知的障害，学習障害と用語が使用されている．その英語は intellectual disability, learning disability であり，英語が異なる．医学用語として知的発達症と発達性学習症が使用されることになっても，知的障害，発達障害はそのまま残ると考えられる．

　DSM-Ⅳでは精神遅滞（mental retardation）に変更されたが（Ⅱ章「1 精神科の2つの診断基準 DSM と ICD」p.18 **表2**を参照），教育関係の学会はこの用語を推奨しなかった経緯もある．

　そのため，本書の記載は，知的障害，学習障害（LD と略す）とする．

　なお，発達障害の医学用語は「神経発達症」に変更されているが，本書では，原則，発達障害という記載としておく．

　用語は変わり得るものである．現在使われている用語も使用が不適切である，新しい診断概念が確立された，などで適宜変更される．用語は，当事者と支援者のコミュニケーションの手段であることも忘れてはならない．

---

†ピックウィック症候群…英国の作家チャールズ・ディケンズの小説「ピックウィッククラブ」に登場する人物にみられる高度肥満，昼間からうとうとする，睡眠中の大きないびき，といった症状にちなんで命名された．

4　精神医学からみた周産期の親子関係

1. 生物学的研究

1) エピジェネティクスと疾患の後天的な発症

エピジェネティクス（Epigenetics）とは，Genetics（遺伝学）に接頭辞の Epi（傍ら，周辺の）がついた用語で，DNA 周辺の因子を対象にする学問分野のことを表す．エピジェネティクスは DNA そのものではなく DNA 上の修飾に根ざす，生命誕生の根幹にかかわる生体システムであり，これにかかわる分子の異常は種々の先天性疾患の原因になっている可能性がある．その一方，エピジェネティクスメカニズムは DNA そのものより環境に対して可塑性・可変性に富んでおり，最近は先天異常だけでなく後天的な疾患にも関係している可能性が考えられるようになってきた．

ラットの実験で，生後 3 週間母ラットから仔ラットを引き離すと，環境ストレスにより仔ラットの脳内の遺伝子に高メチル化（遺伝子発現のしにくさに関与する物質）が生じ，ストレス耐性遺伝子の発現が低下して新奇な環境に適応できず，行動障害の素因が形成されることがわかった．さらに，環境要因でエピジェティックな異常が生じるだけでなく，既存の薬物の中に実はエピジェティックな作用をもつものがあり，遺伝子発現を回復させて治療効果を発揮しているものがあることも見出された．

また，一卵性双生児は 1 つの受精卵が 2 分割されたことに端を発することから，遺伝子の DNA 配列は同一であるが，その上のエピジェティックな修飾が異なっていることが判明した．これは双子間の環境差異がエピジェティックな差異を生じさせた可能性，すなわち環境によるエピジェネティクス変化の可能性を示唆している．このことにより，胎生期にはじまる成人病発症をはじめとして，これから種々の医学の場面で環境とエピジェネティクス変化が語られていくものと思われる．

2) Barker－Brenner 仮説

成人期に発症する様々な疾患が，遺伝要因や生活習慣だけでなく，子宮内環境の影響を受けているという説が，「Barker－Brenner 仮説」もしくは「Developmental Origins of Health and Disease（DOHaD）」とよばれ，注目されている．胎児期を低栄養状態のもとで過ごすと，胎児はその環境を乗り切るためにエネルギー蓄積体質を獲得し，生後は肥満や成人病を発症しやすくなるという考え方である（図 1）．

さらに，妊娠中の母体が様々なストレスにさらされた場合，その母体から生まれた子どもが精神疾患を発症するリスクについても研究が行われてきており，両者には弱いながらも相関があることもわかってきた．

一方，親族の死という最も大きな心理的ストレスに焦点を当てた研究では，母親が妊娠前もしくは妊娠中に死別を経験しても，その子どもの精神病の発症リスクは高くならないが，13 歳以下での近親者との死別は，この精神疾患発症のリスクを高めることが報告されている．

2. 遺伝カウンセリング

近年，出生前診断技術が進んだ結果，妊娠中の遺伝性疾患や先天異常発見をめぐって親の不安が増大している．疾患によって，ほぼ遺伝形

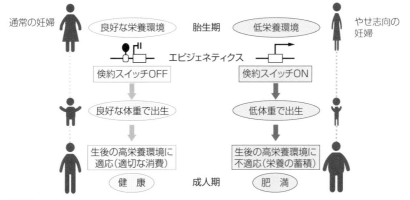

図1 DOHaD 説の模式図

〔de Boo HA, et al.：The developmental origins of adult disease（Barker）hypothesis. Aust N Z J Obstet Gynaecol 2006；46：4–14 より改変〕

式で発症が決定づけられるものや全く関連のないものもあり，医師がそれぞれ相談に乗るだけでは対応できなくなってきた．遺伝性疾患や遺伝の関与が示唆される疾患の人の結婚や妊娠について，専門性のある臨床家が相談に乗る遺伝相談が行われるようになり，2005 年に遺伝相談専門カウンセラー（認定遺伝カウンセラー）が認定された．遺伝カウンセリングは，発症の可能性を百分率で示して対処の選択可能性を指示的に示すのではなく，相談者の自己決定権を尊重して多面的に支えていく，という非指示的な対応に変わってきている．

　精神疾患と遺伝についてはⅦ章「4 家族支援」（p.150）を参照されたい．

3. 周産期メンタルヘルスと子どもの発達

1）周産期の概念

　周産期とは出産前後の期間のことで，妊娠 22週〜出生後 7 日未満の時期を示す用語である．周産期は母子ともに身体のケアが必要な時期として知られているが，母親のメンタルヘルスおよび，その後の子どもの精神発達に非常に重要な時期であり，ヨーロッパを中心に様々な研究の集積がなされている．

　日本でも，「産後うつ病」という言葉が浸透している．「出産＝めでたいこと」という世間の認識に反して，妊娠・出産が母親にとって精神的な負担になることを示している．産後うつ病の早期発見や治療が遅れると，家庭生活や育児能力が低下し，長期的にみた場合の母子関係や乳幼児への影響を含めて，家族への大きな影響を及ぼすことが明らかになっている．ただし，出産後はうつだけでなく様々なメンタルヘルスへの対応が必要なため，「産後うつ病」という用語は専門的には使用されなくなりつつある．

2）周産期メンタルヘルスが子どもに与える影響

　イギリスで行われた，Avon Longitudinal Study of Parent and Children（ALSPAC）という大規模コホート（一定人数を対処として追跡していく）調査の結果，周産期のメンタルヘルスはその子どもの乳幼児期の認知，行動への影響に関連しており，出産後よりも周産期のほうが子どもへの影響が大きいことが示唆された．また，母親のみならず父親のメンタルヘルスが母親に影響を及ぼし，子どもの発育を阻害する要因になることも示唆されている．

3）周産期の妊婦の心身への影響

　イギリスでは，妊婦の死亡原因として，身体

疾患を抜いて自殺が第1位になったことが判明した．精神科既往歴の妊産婦はハイリスクであり，特に産後2週以内に発症するうつ病は重症なことが多く，1か月健診のときに自殺防止対策を含めた重要な介入時期であることが指摘されている．

周産期は，母親の精神疾患の頻度が上昇すること，精神科既往歴があれば症状の再燃や悪化があることにも注意すべきである．

4）エジンバラ産後うつ病自己質問票

出産前後，妊婦はホルモン分泌の変化により抑うつや頭痛，涙もろくなるなど，マタニティブルーとよばれる心身の変化が生じるが，通常は数日間で軽快する．一方で，産後うつ病の状態に移行する人もあり，早期に発症するほどその症状が強いといわれている．

この状態を早期に把握し支援につなげることを目的として，日本語版エジンバラ産後うつ病自己質問票が使用されている（表1）．

5）周産期メンタルヘルスの今後

周産期には，母親のメンタルに異常をきたしやすいのみならず，改善していた精神症状が再燃したり，治療中の疾患が重くなることもあり，そのメンタル管理は重要である．しかし，産婦人科医，助産師，保健師，看護師，小児科医は，周産期メンタルヘルスのトレーニングをつんでいないのが現状である．これらの職種の人のトレーニングを推奨するだけでなく，精神医療との連携や，適切な社会保健福祉のサービスの提供も求められている．

表1 エジンバラ産後うつ病自己質問票（Edinburgh Postnatal Depression Scale：EPDS）の質問内容

1	笑うことができたし，物事の面白い面もわかった
2	物事を楽しみにして待った
3	物事がうまくいかないとき，自分を不必要に責めた
4	はっきりとした理由もないのに不安になったり心配したりした
5	はっきりとした理由もないのに恐怖に襲われた
6	することがたくさんあって大変だった
7	不幸せな気分なので，眠りにくかった
8	悲しくなったり，惨めになったりした
9	不幸せな気分だったので，泣いていた
10	自分自身を傷つけるという考えが浮かんできた

産後の気分について，過去7日間に感じたことを4段階に分けて最も近い答えを10項目すべてに答える（4段階→⓪はい，たいていそうだった，①はい，まあまあそうだった，②いいえ，あまりそうではなかった，③いいえ，まったくそうではなかった）．
〔J. Cox，ほか（著），岡野禎治，ほか（訳）：産後うつ病ガイドブック—EPDSを活用するために．南山堂，2006より改変〕

1 発達障害　総論

1. 発達障害の概念

　発達障害の概念は，①発達過程が初期の段階（年齢の規定はあいまいであるが小児期）にその症状が出現し，②何らかの要因によって発達が阻害され（要因は多数指摘されており，一元的には説明できないことがほとんど），③大脳の高次機能（認知，言語，社会性，運動などの機能）の獲得に不具合の生じた，④非進行性の（小児期には新しい機能を獲得していくことが可能であるので，退行や，機能が崩壊していくことはない）状態，ということである.

　大脳高次機能の障害とは，「運動機能や脳幹などの生命維持機能の障害ではなく，根本は知的な機能の障害」であることを意味する.すなわち，物事を理解したり，判断したり，記憶したり，推論したり，思考したりする高次機能の障害が脳の発達期に生じ，その結果，発達に遅れや歪み，偏りが生じたもののことである.

　非進行性のため現在ある機能が失われていくということではなく，あくまで「発達≒機能を獲得していく」ことになるが，その獲得方法が独特であると考えることもできる.たとえば，2歳で言葉を話せなかった，知的発達症（知的障害）と診断されていた子どもでも，その後言葉を発することもある.障害のない子どもに比べ，発達は遅くともその子どもなりに発達していくのである.しかしながら，改正された発達障害者支援法†の文言にもある通り，「社会的障壁により日常生活または社会生活に制限を受けるもの」であるため，適切な配慮がないとハンディキャップが生じることを忘れてはならない.

2. 旧来の発達障害と現在の発達障害

　旧来は，重症心身障害（重複障害），感覚器の障害（視聴覚障害など），脳性まひ，知的障害，てんかんなども発達障害に含んでいた.しかし，発達障害者支援法では，そのなかで，精神発達遅滞（知的障害）を合併していない（IQ70以上）狭義の発達障害を「発達障害」と定義している.現在一般で使用される発達障害とは，発達障害者支援法に定義されている3タイプ（およびその周辺）を対象としている，狭義の発達障害である（III章「9 発達障害の二次合併症」p.56 **図1**を参照）.

　疫学的に発達障害の大部分を占める「狭義の発達障害」に焦点を合わせた支援法がなく，一般的には単にIQでの分類である「軽度発達障害」，「高機能群」などの用語が混在して使用されていたため，理解が深まりにくく支援に結びつかない，という現状をふまえたものである.なお，旧来の発達障害には，知的や身体に障害がないもの，すなわち現在の「発達障害者支援法がおもに対象者」を示す発達障害は定義がなく含まれていないと考えられる.一方，知的障害を主たる対象とした書籍や研究報告では，旧来の発達障害の分類がそのまま使用されているものも多い.

---

†：発達障害者支援法　2005年に施行された法律であり，発達障害を，「自閉症・アスペルガー症候群その他の広汎性発達障害，学習障害，注意欠陥多動性障害，その他これに類する脳機能の障害であってその症状が通常低年齢において発現するものとして政令で定めるもの」と定義した.2016年に改正されたが，定義に述べられているタイプについてはそのままの記載になっている.

2　ASD（自閉スペクトラム症）

POINT！

1　ASDの中核症状は，コミュニケーションの問題を含んだ対人性の障害，こだわり，感覚過敏である．

2　中核症状は，外界からの情報が大脳に到達するまでに何らかの脳機能の不具合により生じる，生理的レベルの問題と考えられている．

3　支援は，それぞれの子どもの中核症状を参考にして，合理的配慮を行い，その子どもに適した環境整備を検討することが重要である．

4　環境整備を行うにあたっては，ASD児には独特な感覚過敏とこだわりがあり，「慣れる」ということが極めて困難であるということを知っておく必要がある．

1. 脳機能から症状を理解する

1）情報のインプットの不具合

　ASDを理解する上で重要なことは，その本質的な症状は脳機能の不具合，いいかえれば「外界の把握様式に何らかの不具合がある」ということである．五感を通して知覚された情報が，大脳に到達するまでのどこかでその伝達や変換に不具合が生じ，通常とは異なった認識をしてしまう．筆者は，そのことを「情報のインプットの不具合」と考えている．

　情報伝達や変換の不具合をレンズにたとえて，その状況を模式図として示した（図1）．ある情報は過大に増幅され，一方で別の情報は認識されないまま大脳に到達する．すなわち，同じ状況を見聞きしたとしても，ASDの人は全く異なった情報として認識していると言える．

2）"バイバイ"にみるASD児の特徴

　支援者は，その不具合の様子をASD児の言動（アウトプット）で判断することになる．たとえば，知的に遅れがない場合，乳児期の後半には自分の名前をよばれると振り向いたり，簡単な

あいさつを真似て行えるようになる．これは通常言語の獲得，すなわち本人が言語を話したり，あるいは他人の言語を理解するよりも早期にみられる．ところが，ASDの子どもは，よばれても反応しなかったり（呼名無視），独特のあいさつを返したりする．また，幼児期には大人がバイバイをすると子どももバイバイを返すことができるが，これは言葉で教えられたというよりは，キャッチした情報を正しく分析し「バイバイ」という行動にアウトプットした結果であり，これが通常の発達である．ところがASDの子どもは，相手に手の甲を向けて手首を曲げた状態でバイバイを行うという特徴がある（図2）．これは，ASDの子どもが他人のバイバイを見たときに脳の中にインプットされる状態は通常発達の子どもとは異なる，と考えることができる．アウトプットの問題であれば，同じように行おうとしてもその動作ができないか，もしくはできるときとできないときがある，ということになるであろう．

2. 疫学と病因

　ASD研究の歴史においては，1943年カナー

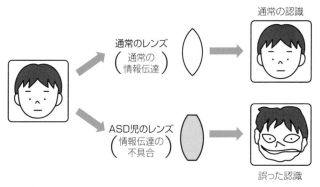

図1 ASD児の情報伝達・変換の不具合
〔古荘純一：アスペルガー障害とライフステージ. 診断と治療社, 2007：9-41 より改変〕

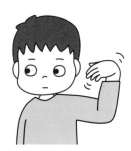

図2 ASD児のバイバイ
相手に手の甲を向けて手首を曲げた状態でバイバイする
〔古荘純一：アスペルガー障害とライフステージ. 診断と治療社, 2007：9-41 より改変〕

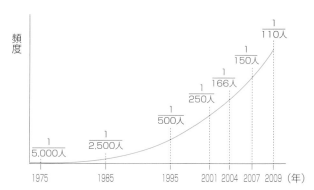

図3 ASDの有病率の変遷
〔Weintraub K：The prevalence puzzle：Autism counts. Nature 2011；479：22-241 より改変〕

（Leo Kanner）の最初の報告，1944年のアスペルガー（Hans Asperger）が「自閉症性精神病」とした Asperger 症候群の報告，そしてイギリスの児童精神科医ローナウィング（Lorna Wing）の研究の3つが重要なものとしてあげられる．ウィングは，イギリスで自閉症の大規模な疫学調査を行った際，それまでの自閉症の基準を「完全には満たさないが部分的に満たす子ども」が「完全に満たす子ども」の数倍存在すること，またその子どもたちの特徴がアスペルガーの記載に一致することに気づいた．その発見により，自閉症の疫学，診断基準，サブタイプの研究が発展していったのである．最近の疫学調査では，小児期の ASD の有病率は1％程度と推測

され，以前よりも増加傾向にある（図3）．その要因は，エピジェネティクスな観点からも議論されている．

3. 診断基準と症状

中核症状とは「診断に必要な症状」という意味であり，あくまで本人の中に生起している状況を診断する側がどのように判断するかの「基準」として用いるものである．

対人認識（インプット）に何らかの不具合があれば，当然，発話行為（アウトプット）にも不具合が生じるので，脳機能の何らかの不具合が根底に存在することをより明確に示したものと考えられる．また，両方の基準が知的発達症

表1 日常生活でよくみられる ASD の症状・不適応状態（年代別）

乳児期	視線を合わさない，人見知りしない
幼児期	他人の表情を読みとれない，集団での遊びの意味が理解できない，共同注視なし
学童期	勝ち負けに興味を示さない，人に騙されやすい，人の嫌がることを言う
思春期	性的な認識の障害，プライバシーの問題・羞恥心が理解しにくい
青年期以降	高度な日常的な対人状況，「公私の区別」「暗黙の了解」「以心伝心」「臨機応変」などが理解困難

（知的障害）では説明できないことも重要である．

1）対人的なコミュニケーションと相互作用の障害

対人性の問題は，単に人間関係が構築できない，社交が苦手というアウトプットの問題ではなく，外界把握様式の困難さによる生理的レベル，すなわちインプットに問題があると考えられる．周囲からは autistic（自閉的）にみえる行為も，本人からするとその認識はなく，インプットの不具合のためそのような行動をとらざるを得ないことになる．

対人性の問題は，発達に伴い変化する．すなわち，同年代の子どもと比較して集団生活の中で様々な違いや不具合がみられ，不適応を生じやすくなるということである．

知的レベルが高い子どもほど，また対人状況が少ない子どもほど，表1に示すような ASD の特徴が目立たないことがある．ASD の子どもも，体験を学習することで適応力を広げていくからである．しかし，次々に新しい体験をしてそれを学習するが消化できずに混乱し，またときに体験を被害的に学習することでトラウマ体験となり，そのトラウマ体験は弱まることなく持続する傾向がある．つまり，学童期まではさしたる問題がなかったのに，思春期以降に対人性の問題が顕在化するのである．

思春期以降に新たに直面する「性の問題」と「プライバシーの問題」も，ASD の子どもにはなかなか理解することがむずかしい（Ⅰ章「4 思春期の精神保健」p.11 を参照）．クラスメートもほぼ同時期に思春期を迎えるため，それらの問題を敏感に意識するようになるが，ASD の子どもにとってこうした問題に特別な意識をもつことは容易ではない．そのため彼らの言動が，時に同級生のプライバシーに土足で踏み込むような状況になり，大きなトラブルとなることがある．一方で，自身のプライバシーに関しても無頓着で，たとえば両親のけんかや貯金額など家庭内の話，あるいは下劣な話などを平気で同級生の前で話して周囲を驚かせることもあるが，これも対人性の障害である．

また，小学校低学年のときには特別に問題ととられなかった「事実をそのまま話すこと」が，定型発達の同級生にとっては容認しがたい行為となっていく．具体的には，「人の嫌がることを言葉に表したり，行動したりする」「同級生のプライバシーにかかわることを大勢の前で話す」「冗談や比喩がわからない．字義どおりに理解して不適切な使い方をしてしまう」「同級生を挑発する言葉を浴びせることで，友だち関係を形成できると思ってしまう」などである．

一方で，同級生などとの対人的な駆け引きが理解できず，「勝ち負けに興味を示さない」「人に騙されやすい」「批判されていることがわからない」「人の嫌がることをいう」などといった傾向もある．このことでクラスで「浮いた存在」「空気が読めない」などと思われ，幼少期から交流してきた同級生との関係も崩しかねない．

青年期になるとさらに，「公私の区別」「本音と建て前」「暗黙の了解」「以心伝心」「臨機応変」などを現実の生活上に応用しながら理解することに困難を生じる．1つ1つの状況は経験して対応していても，新たな状況に遭遇すると応用が利かない．たとえば，台風で暴風雨にもかかわらず連絡がなかったという理由で登校し

表2 年代別にみられやすい非生命体的な興味

乳児期	目に映る模様
幼児期	数字，図形，メカニカル・規則的なもの，身近な自然現象（初期理科実験）*
学童期	非対人的ルールに依拠した知識・ゲーム，理科実験（物理・生物実験型）

＊：理科実験の例…落下，衝突，爆発，燃焼，小動物の反応

表3 対人性の障害を踏まえた対応

1	他人（特に同年代の子どもたち）の近くにいると，脅威を感じることがあるため，ASDの子どもが1人でいることを認める
2	雑然とした休み時間は苦痛に感じることが多いため，人との交流や過ごし方は子どものペースに合わせる．時には，発達段階上のレベルを下げて対応する
3	社交上で好きなものと嫌いなものとを見極め，活動計画を立てる際に配慮する
4	言葉だけでなく，視覚的なヒントを付け加えるようにする

たり，「一石二鳥」と「二兎を追うもの一兎を得ず」，「真実一路」と「嘘も方便」などの相反する言葉に困惑することもある．

2）限局され反復する行動や興味について

「常同的，反復的行動」については，本人が独自の法則を設定しており，その法則に従って行動しているが，新たな経験をするとその法則が増えていく．

「変化に対する過度の抵抗」については，特に強迫性障害の症状（Ⅳ章「2 強迫性障害（強迫症）」p.65 を参照）と類似することがある．本来のASDの中核症状なのか，強迫性障害が新たに合併した症状なのかを区別できないこともしばしばみられる．現在はテレビやインターネットで多くの情報が容易に取得できるが，その情報に相違があると過度に不安になり徹底的に調べようとし，それを中断させられると大きく混乱しパニックに陥ることもある．

「著しく限局し固定した興味」についても，対人性の障害と関連がある．筆者は「非生命体的な興味」と考えている（表2）．人間以外の生物にかかわるには相手の感情や反応を予測しなければならず，それはASDの子どもにとっては困難なことである．しかし，反応が常に一定であればかかわりやすく，一定の反応に限局する「非生命体」，パソコンや自動販売機，時には服や靴などの日用品に関して，生命体と同様のかかわり方をするのである．

「感覚刺激への過敏もしくは鈍麻」については，慣れることは極めてむずかしいと考えられる．学校などの集団生活の場や公共の場は視覚情報や聴覚情報に溢れており，感覚過敏のあるASDの子どもには耐え難いこととなりうる．慣れることに挑戦すること自体がトラウマ体験となりうるため，まずは環境整備を行うことが重要である．

4. 対応

家庭や学校で，特に専門的な知識や経験がなくてもできるASD児への対応を表3〜5に示す．これは一般論的な項目であるため，マニュアル的に用いるのではなく，発達の程度や環境を考え，個々に具体的な対応法を作成する必要がある．

合理的配慮の理念（Ⅶ章「1 社会資源の理解とその活用」p.139 を参照）に基づき，周囲が可能な範囲で，ASDの人に合わせるあわせる姿勢

表4 限局され反復する行動や興味を踏まえた対応

1	生活，学習態度や状況に独特の「こだわり」があることを理解する
2	嫌いなものを強制しない．恐怖感を感じてパニックに陥ることもある
3	好きなことや熱中していることを，急に中断することは極力避ける
4	予定の変更はできるだけ避け，あるときは事前に伝える
5	感覚の異常があることに注意する（特に視覚情報に敏感なことが多い）
6	日常生活での様々なこと（たとえば着替え〔皮膚過敏〕，給食〔嗅覚過敏〕など）に独特の過敏さがあることを知っておく
7	こだわりが強くなるときは，背景に大きなストレスや，感覚情報の飽和状態を抱えている可能性を考える

表5 コミュニケーションの困難さを踏まえた対応

1	言葉を簡潔にする
2	一度に一つの指示を与えるようにする
3	表情や動作は単純明快にする
4	応答する時間を与える．質問を理解し，応答するまでに時間がかかることを知っておく
5	コミュニケーションを図ろうとする子どもの試みを察知して対応する
6	子どもがコミュニケーションをもちたいと思うような状況を作る
7	言葉の理解は表面的なもので，真意を理解していないことがあることを知っておく

が求められる．些細な環境の変化と思える場面でも，ASDの子どもは慣れるための説明や時間が必要である．生来苦手な音/刺激/物などは慣れることを目標とせず，それに出会わない環境を考えることが重要である．

またASDの人は，いやな記憶を忘却することが容易ではなく，繰り返し思い出すことがある．そのことがトラウマとなり，学校や日常生活での適応を下げる大きな要因となる．ASDの人への対応は中核症状をふまえたうえで，可能な限り好ましい環境を提供しトラウマ体験をもたないようにすること，トラウマとなったことがあれば，その対応も併せて行うことが肝要である．

3 ADHD（注意欠如多動症）

> **POINT！**
>
> 1 ADHD の特徴は，年齢発達に不釣り合いな注意力散漫，衝動性，多動性である．
> 2 評価尺度として「ADHD-RS」を用いることが多いが，家庭と学校の 2 か所で評価すること，症状が持続してみられること，鑑別診断を行うことが重要である．
> 3 ASD や LD などの他の発達障害との併存がしばしば認められる．ADHD の二次合併症として，外在的・内在的な問題があるが，青年期以降，自殺のリスクが高いことが指摘されている．
> 4 ADHD 治療薬で中核症状が改善しても，子どもの QOL や適応が改善するとは限らない．
> 5 対応には，環境整備に加え，二次合併症の出現前に軽い行動療法と薬物治療を併用することが望ましい．

1. 用語の変遷

ADHD の最初の報告は，1902 年イギリスの小児科医スティル（Still）が，「反抗的で落ち着きのない行動」として 40 例の事例を報告した．その後，微細脳損傷（Minimal Brain Damage：MBD）という用語を経て，1980 年に DSM-Ⅲにおける診断名の 1 つになった．発達障害の 1 タイプとして分類されたのは 2013 年の DSM-5 であるが，日本においては，発達障害者支援法において発達障害の 1 タイプとして定義されている．

2. 症状理解の基本

ADHD は，前頭葉を中心とした機能障害が推測されている．前頭葉は意思決定や判断をつかさどる領域のため，大胆ないい方をすれば，ADHD とは脳に情報は正しく入るがそれを適切に実行することができない障害であり，そのことが生活の様々な場面で不適応を生じるのである．たとえば，今は授業中であるという情報は把握しているが，自分の頭の中にふと浮かんだことや外からの音にひかれて"情動"が生じると，それに引きずられて，離席するという症状が生じるものである．

3. 疫学と病因

1）頻度と性差

疫学調査ではその発症頻度は学齢期の子どもで 2〜7％，中には 10％を超える報告もある．近年その割合が増加傾向にあるが，診断は主観的な手法に依拠せざるを得ないこと，診断基準の変更も関連することも踏まえ，およそ小児の 3〜5％程度と考えてよいであろう．性差では男女比は 3〜6：1 とされるが，実際に小児科の臨床現場で経過観察されているのは男児の比率がさらに高く，約 9 割が男児である．一卵性双生児の一致率が高いことや，その子どもの父親の約 1/4 に同様の行動パターンを認めることから，ある程度の遺伝的要因が関与しているのではないかと考えられている．

2) 脳研究でのその要因

　最近の脳研究では，解剖・形態学的に前頭葉，基底核，小脳の容積が小さい，あるいは活動性が低いという報告がある．また，ドパミン＊の代謝に関する遺伝子の発現型（遺伝子の異常がみられる場所）との関係も推測されている．それ以外にもADHDの発現には先天的な要因が大きく関係していることを裏づける研究成果が次々に報告されている．

　行動を抑制する，注意を喚起するなどは脳の高次機能の１つであり，前頭葉がその中心的な役割を担っている．そのため，注意力散漫，衝動性，多動性であるADHDは，先天的な前頭葉の機能不全が関与していると考えられている．

3) Barkley の説

　ADHDについて，バークレー（Barkley）は「4つの実行機能†の障害」という仮説を立てた．その４つとは，①非言語的ワーキングメモリー††，②自己管理された発語の内的投射，③気分，モチベーション，覚醒度合いの自制，④再構築（今まで得られた行動を分析・分解し，新たに目標に到達するため再度組み立てて新しい行動を構築すること）である．

4) Lesak の説

　レザック（Lezak）はADHDの実行機能障害を「意思決定，計画立案，目的遂行，効果的行動の４つが，年齢・発達年齢相当にできない」と述べている．この４つとはそれぞれ，①意思決定：外からの動機付けがないと迅速な判断ができない，②計画立案：時間の観念がなく，よく遅刻するなどの問題が生じる，③目的遂行：今まであることをやっていたのに，途中で何か別のものに興味をひかれてしまい，それまで

やっていたことを実行できなくなってしまう，④効果的行動：今やるべきことが間違っていないか常に考えながら修正しつつ行動するものであるが，この能力に遅れがある，などである．そのため，ご褒美などで意思決定を促したり，周囲がそのときどきに応じて行動を促したりと修正を行う必要があるが，修正のタイミングを逸した場合，後で注意しても本人はその時点のことを忘れ，なぜ注意されたかわからないばかりか，反抗心をもつことにもなりかねない．

5) 報酬系の障害

　一方，最近ではADHDに報酬系の障害も指摘されている．報酬系の障害とは，ドパミンを脳内に放出する中脳の一部分や前頭葉の一部で構成されているが，報酬系の障害が生じると報酬強化が十分に行えないため，たとえ大きな報酬であっても待つことができない，というものである．その結果，待つことを最小限にするために衝動的に代替の報酬を選択するパターン（衝動性）と，その報酬を待つための時間に注意を他のものに逸らす，あるいは気を紛らわせるための代償行動をとるパターン（注意力散漫や多動性）とが出現する．すなわち，ADHDの症状の発現には，実行機能だけでなく報酬系の機能も関与が示唆されるということである．

■ 4. 診断

　DSM-5による診断基準では，症状の評価に加えて，12歳頃までにその特徴が明らかになるとされ，より年長であっても診断可能となった．事実，ADHDにおいても多動が目立たない事例や，他の症状が重なり合う事例も少なくなく，低年齢では必ずしも診断が容易ではない．また，個人間の症状の差違が大きく，子ども1

＊：運動調節，ホルモン調節，快の感情，意欲，学習などに関わる．
†：複雑な課題の遂行に際し，課題ルールの維持や切り替え，情報の更新などを行うことで，思考や行動を制御する機能のこと．
††：情報を一時的に保持しながら，同時に理解，学習，推論など認知的課題の遂行する能力．日本語で作業記憶ともよばれる．

人1人で症状の程度が異なる．多くのADHDの子どもたちが，その生育過程において，家庭や学校，職場，地域社会などで，認知面，学業面，情緒面，社会適応など様々な問題を生じうる．

1）中核症状：注意力散漫，衝動性，多動性

ADHDの中核症状は，注意力散漫，衝動性，多動性である．DSMのADHDの診断基準を翻訳した書籍は多くあるため，それを読んだ保護者や保育士，教師は自分の子どもや周囲にいる子どもにあてはめて，ADHDではないかと考えてしまうことが多々あるようだ．しかし一方では，この診断基準の項目は，子どもならば誰でもいくつかはあてはまりそうな内容であり，診断には，その子どもの発達水準から考えて明らかに注意力散漫，衝動性，多動性があるという根拠が必要である．

2）「ADHD-RS」での判断

ADHDのDSM診断基準の実際の診断上の評価としては，「ADHD-RS（rating scale）」が用いられる（表1）．家庭用と教師用があり，質問項目で不注意と多動/衝動性に分類され，それぞれ4段階で評価し得点化して判断するものである．そして，個々の得点を男女別および年齢別に判断する．

3）複数の場所，複数人での評価

前述したように，ADHDの中核症状は注意力散漫，衝動性，多動性である．しかし，これらは主観的な判断であるため，診断基準には日常生活に支障が出ていることを確認することも記載されている．さらに，複数の場所でその症状がみられることが必要で，特に家庭の中など，その子どもにとって最もくつろげる環境下でも症状が出ることが重要である．たとえば学校など1か所でのみ起こっている場合は，学校での対人関係に問題があり，それに反応して起きている可能性もある．DSM-5の診断基準では，両親と教師の両方による評価を求めることになっ

表1	ADHD-RSの質問項目
1	学校の勉強で，細かいところまで注意を払わなかったり，不注意な間違いをしたりする
2	手足をそわそわ動かす．着席していても，もじもじする
3	課題や遊びの活動で集中し続けることがむずかしい
4	授業中，座っているべきときに席を離れてしまう
5	面と向かって話しかけられているのに，聞いていないようにみえる
6	きちんとしていなければならないときに，過度に走り回ったり何かによじ登ったりする
7	指示に従わず，やるべきことを最後までやり遂げない
8	遊びや余暇活動に大人しく参加することがむずかしい
9	課題や活動を順序立てて行うことがむずかしい
10	じっとしていない，または何かに駆り立てられるように活動する
11	精神的な努力を続けなければならない課題（学校での勉強や宿題など）を避ける
12	過度にしゃべる
13	課題や活動に必要なものをなくしてしまう
14	質問が終わらないうちに出し抜けに答えてしまう
15	気が散りやすい
16	順番を待つのがむずかしい
17	日々の活動で忘れっぽい
18	他の人がしていることを遮ったり邪魔したりする

〔Dupaul GJ，ほか：診断・対応のためのADHD評価スケール ADHD-RS．明石書店，2008より改変〕

ており，不注意と多動衝動の2つに区分することになっている．

4）判断・診断のむずかしさ

一方，反抗的になったり自信を喪失したりなどの症状は，中核症状を背景に周囲の人との関係性の中で二次的に生じたものと考えられる．

実際，一人の子どもの中に複数の症状が混在して多彩な臨床像が示されることが，特に医療機関を受診する事例にはよくある．

ASDと異なるのは，本人の関心の範囲であれば周囲の人とやりとりや行動が成立することが多い，という点である．しかし，それはあくまで目安であり，周囲の環境によって変化することも少なくない．個別授業や授業介助員により，指示が単純化され明確になっている状況では，ある程度集中して課題に取り組むことができても，短期間でその症状がなくなることは考えにくい．また，ASDとADHD両者が合併することも少なくない．

ADHDは医学診断名であり，保育・教育関係の職種の関係者がその可能性を考えることは重要なことであるが，実際に診断をつけるのは医療行為となる．中には診断名を保育園や学校から告げられて，疑問をもちながら医療機関を受診するなど，混乱を生じる保護者もいる．診断名の告知には，慎重を要する．

5）診断のプロセス

さらに診断上重要なことは，年齢不相応に多動を呈する子どもがいても，すべてADHDというわけではないということである．たとえば，虐待など悪い環境下では多動を生じることが少なくない．

医療機関では，鑑別診断（他の病気の可能性がないかどうかを診断すること）を行うことが要求される．端的には，注意力散漫，衝動性，多動性は，ADHDの必要条件であっても十分条件ではない，といえるだろう（Ⅱ章「2 精神科疾患診断の原則」p.19 **図1**を参照）．

5. 合併症

中核症状である注意力散漫，衝動性，多動性に二次的に伴う症状に，学校など集団の決まりから外れる行動を繰り返す状態について周囲から問題とされること（外在的な問題）と，集団生活・対人関係における失敗体験や被叱責体験

の積み重ねから生じてくる問題（内在的な問題）とがある．

合併症で対応が最も重要となるのは，「破壊的行動障害」とよばれるもので，外在的な問題が年齢とともに進行していく状態である．齊藤万比古は，ADHD症状が反抗挑戦性障害，素行障害に移行することを「外在化障害」（不適応のエネルギーが反社会性など他者に向かうもの），不登校（適応障害），不安，抑うつ（気分障害）などに移行することを「内在化障害」（不適応のエネルギーがひきこもりなど自己に向かうもの）と述べている．これらの合併症状は，親子間の軋轢も増大させ，親族や友人との関係に乏しくなったり，孤立しがちになる．また，感情の自己管理ができなくなると薬物依存や反社会性行動，低年齢妊娠のリスクが高いことも指摘されている．内在化障害は，ADHDだけでなく発達障害すべてにみられやすい併存症状でもある．

さらに，海外の調査では，アルコール依存や薬物乱用，早期からの喫煙，早婚，社会的孤立による子ども虐待，失業率の高さなども報告されている．日本では差異は明らかにされていないが，それゆえ早期治療が重要であるともいえよう．

6. 対応と治療

1）対応のポイント

ADHDの人への対応の基本は，「中核症状に配慮した環境を提供すること」「二次合併症への展開を防ぐこと」である．そのためには，①注意力が散漫にならない工夫，②多動性・衝動性への配慮，③子どもの自尊感情に配慮して二次合併症を防ぐ，などが重要である．

表2～4に，ADHD児への対応のポイントを示す．中核症状への対応と，自尊感情に配慮し合併症に進展することを防ぐ目的がある．学校での対応を念頭においたものであるが，家庭でも実践可能である．

表2	注意力散漫にならない工夫
1	必要なもの以外は子どもの周囲におかない
2	単純明快で簡潔な教示を心がける
3	学校では窓際や廊下側の席は避け，教師の近くに座らせる（緊張の強い子どもは2〜3列目に，緊張が強くなければ最前列が望ましい）
4	机と机の距離をとり，周囲の子どもに手が届かないように配慮する
5	子どもが目につきやすいところに，スケジュールや目標を書いておく
6	必ず守るべき事項は，繰り返し指示を出しておく

表3	多動性，衝動性への配慮
1	正しい行動を示す文章や図を示しておき，目につきやすいところに提示する
2	後悔しないように，冷静になれるような空間（部屋）の確保
3	多動性を無理に抑えようとせず，可能な範囲で動ける保証をする
4	教示と褒めることで動機づけをする
5	好きな学習・得意な学習を中心にして，苦手な学習をカバーする
6	教室を移動する際は，単独行動でなくグループで行動させる

表4	二次合併症の予防（自尊感情を育む）
1	先入観で判断しない，説教や批判はしない
2	些細なことはできるだけ無視し，よいことはすぐに褒める
3	注意するときはその場で短くはっきりと言う
4	過去のことを蒸し返さない
5	反省させるのではなく，正しい行動がとれるように教示し，できたら褒める
6	すぐに要求のレベルを上げない
7	相対評価ではなく，絶対評価を行う
8	実行可能な何らかの役割をもたせる

2）ADHD 治療薬

ADHD には，日本では3種の治療薬（メチルフェニデート徐放剤，アトモキセチン，グアンファシン塩酸塩）に加えて，リスデキサンフェタミンメシル酸塩も使用可能になった（Ⅶ章「5 薬物治療」p.157 **表2** を参照）.

3）行動療法

行動療法（Ⅶ章「3 心理支援」p.147 を参照）やペアレント・トレーニング（Ⅶ章「4 家族支援」p.150 を参照）などの家族療法も行われている．症状が顕著な場合は，適切な薬物治療と軽度の行動療法を組み合わせ対応する．

4）治療目標

ADHD の治療目標は中核症状の軽減を目指すのではなく，斉藤らのガイドラインに示されているように「症状の改善に伴い学校や家庭における悪循環的な不適応状態が好転し，ADHD 症状を自己の人格特性として折り合えるようになること」が重要である．

7. 青年期に向けての経過と課題

1）症状の改善時期

注意力散漫，衝動性，多動性という中核症状は，成長とともに改善し，10歳頃までに落ち着くことが多いと考えられていた．しかし，改善には本人の相当な努力を要するだけでなく，軽減するものの成人まで持続し，高校生・大学生の青年期においても60〜80％に中核症状がみられるという報告もある．なお，注意力障害は，多動性・衝動性に比べて成人まで残存しやすい症状とされている．

2）海外での現状

思春期以降の ADHD の人に伴う様々な困難さを，一般対象と比較した海外の調査では，①家庭：親の離別や別居3〜5倍，きょうだいの争い2〜4倍，②社会生活：物質乱用のリスクが2倍で発症も早い，③学校および職場：職場的地

位が相対的に低い，中退35％，解雇46％，④医療：オートバイ事故50％，救急受診33％増加，自動車事故2〜4倍多い，⑤親の雇用にも影響がある，などと報告されている．また，精神医学的な合併症も出現しやすくなる．

3）大人の併存症

ADHDはうつ病，不安障害，依存症などの併存が多いとされるが，自殺のリスクが高まることも忘れてはならない．

4 LD（学習障害）

POINT！

1 現在も「学習障害（LD）」という用語が一般的に使用されているが，DSM-5で「限局性学習症/限局性学習障害（SLD）」に，ICD-11では，「発達性学習症」となり，今後用語の変更の可能性がある．

2 LDは神経発達症の1タイプで，特定部分（限局性）の脳機能に不具合があり，視覚認知，聴覚認知，空間認知に問題がある．

3 全般的な知的発達には問題がないが，「読み」「書き」「算数」などの能力に問題がある．教育で定義される「聞く」「話す」の能力については，DSM-5では「コミュニケーション症/障害」に分類される．

4 学習の困難さを広く捉え，まずLDと診断した後，下位分類を行う．

5 LDの困難さは幼少時期の学習だけの問題ではなく，青年期以降の社会生活においても様々な場面でみられることがある．

1. 定義

　LDは，文部科学省の定義では表1のように示されている．一方，医学では「読み」「書き」「計算する」など学習に必要な基本的能力に問題がある場合をいい，「聞く」「話す」に問題がある場合はコミュニケーション症に分類される．

2. 疫学と病因

1）言語で異なる疫学

　英語圏では頻度が高く5％，一部には10％とも報告される．日本では頻度が低く，ほとんどがADHDとの併存であるためLDのみで医療機関を受診することはまれであり，医療機関ベースでの調査が困難であるが，1～2％程度と推測されている．一方，文部科学省が行った「通常の学級に在籍する発達障害の可能性のある特別な教育的支援を必要とする児童生徒に関する調査結果」によると，学習面に問題を抱える児童生徒の割合は4.5％と報告されている．しかし，

この調査は質問紙のみの分析であるため，軽度の知的障害やASDやADHDとの合併例を含んでいると推測される（本項「6. 学年で異なる有病率」p.41を参照）．

　LDは，一般に話し言葉と1つ1つの文字の読み方が一致していない言語を使用する国のほうが，その割合が高い．日本語はひらがな表記をすればそれらは一致しているが，英語など多くの言語では，読み言葉と書き言葉が異なる．日本でも，それまで症状が目立たなかったものが，英語教育がはじまってその不具合が目立つこともあるため，より低学年で英語教育がはじまると，LDと診断される子どもが増える可能性がある．

2）限局的な脳機能の不具合

　勉強ができないこととLDは，決して同義的な意味はない．全体的な知的能力には問題がないにもかかわらず，特定の学習能力が著しく低く，本人の努力により補える範囲を超えている

状態があってはじめて，LDを疑う．加えて，環境や感覚器の障害からの二次的な症状ではないこと，学校生活の適応に支障があることも診断をする際に確認しなければならない．LDの原因には脳の先天的な不具合が推定されるため，成長に伴い完治するということは考えにくいが，学習を支援することにより，軽減し適応はよくなっていく．

表1 文部科学省のLDの定義

1	聞く，話す，読む，書く，計算する，推論するなどの特定の能力の習得に著しい困難を示す
2	しかし，基本的には，全般的な知的発達に遅れはない
3	障害の背景として，中枢神経系に何らかの機能障害があると推定される
4	学習上の特異な困難は主として学齢期に顕在化するが，学齢期を過ぎるまで明らかにならないこともある
5	視覚障害，聴覚障害，知的障害，情緒障害などや，家庭，学校，地域社会などの環境的要因が直接の原因となるものではない
6	行動の自己調整，対人関係などにおける問題が，学習障害に伴う形で現れることもある

〔文部科学省ホームページ：学習障害（LD）の定義 ＜Learning Disabilities＞（http://www.mext.go.jp/a_menu/shotou/tokubetu/004/008/001.htm〈閲覧日：2019.7.31〉）より改変〕

その際，単に学習の支援ということではなく，診断名のとおり「限局的な」脳機能の不具合という見方が必要である．限局的とは，「視覚認知の障害」「聴覚認知の障害」「空間認知の障害」などである（表2）．

3）視覚・聴覚・空間認知の障害

「視覚認知の障害」は視力など眼科的には異常がない一方で，目に入る情報の中で今何が必要かを判断できなくなり，その内容や位置関係の把握が困難となる状況である．「聴覚認知の障害」とは，聴力など聴覚の機能は正常であるが，音や人の声がみんな同じ大きさで聞こえてしまい，必要な音や声を聞いて理解しにくい状況である．「空間認知の障害」は，ものの位置関係（上下，左右，前後，東西南北，遠近，縦横など）に関する把握障害のことである．

LDの症状は，通常，就学前には目立たない．典型的な場合は，学童期に症状が明らかになるが，前述した通り，英語の学習がはじまるまであまり気づかれないこともある．

3. 診断

まずは学習の困難さを把握し，読字，文章理解，書字，文章記述，数の操作，数学的困難さがあれば，LDと診断する．次に，学習上の困

表2 LD症状理解

視覚認知の障害	すべてのものが同じ程度の見え方をする／みんなと違うところに焦点が合ってしまう／平仮名，カタカナであっても似た文字をなかなか区別できない／教科書の文字を追えない／黒板の字をうまく写せない／文字や行を読み飛ばす，よく似た文字を読み間違う／漢字の形を覚えられず模写がうまくできない，偏と旁などの細かい部分を間違える／鏡文字になる／字の形や大きさが整わない
聴覚認知の障害	似た音を聞き違えてしまう／聞いた内容が理解できない，聞き間違いなどが多く，指示通り行動ができない／言葉のみの指示が伝わりにくい／指示が聞こえないため落ち着きなく見える／他に気をとられてしまう／音読が遅い／文意をとることができない／集団の中で自分に向けられた音（話しかけ）などを聞き取るのが苦手／物の名称などが出てこない
空間認知の問題	計算はできるのに図形の学習が苦手／鏡文字を書く，筆算の桁がずれる／地図の見方がわからず，道に迷いやすい／自分の身体であっても部位の感覚が悪い，前後左右が即座にわからない／視点を変えて見ることがむずかしい／距離感をとるのがむずかしい／ルールのある遊びや運動が苦手／整理整頓が苦手／手先が不器用

〔古荘純一：LD．古荘純一（編），神経発達症（発達障害）と思春期・青年期．明石書店，2014；50-55より改変〕

難さが何かを特定するため，「読字の障害を伴う」「書字表出を伴う」「算数の障害を伴う」の3タイプで，必要な知能，心理検査を行っていく．

ASDや知的障害，ADHDなどの併存がみられ，学習の困難さが，その基本症状と関連している場合（たとえばASDのこだわりで，書字が困難であるなど）はASDの診断を優先するが，学習困難の要因がLDと考えられる場合には，LDの診断と併存を認める．「聞く」「話す」に問題がある場合は，コミュニケーション症/障害に分類される．

診断は，問診・診察，知能検査（全体の遅れがないことを確認），読み書きのアセスメント（表3）を行い，①基礎疾患および生育環境の特異性がない，②IQは正常域である，③読み書きアセスメントの7項目以上で異常かつ2種類以上の読字検査で異常反応を示す，をすべて満たした場合診断が可能である．

4. 対応

1) 早期診断のむずかしさ

LDは脳機能の不具合と理解すれば生得的な因子であるが，ある程度知的に発達しないとその不具合が目立たないため，診断されるのは通常は就学以降である．一方，学習量が増えてそれまで使っていた自分に合った多彩な教材が使用できなくなり，はじめてその困難さに気づかれることもある．授業では個別に対応されていたものの，試験になると対応が不十分で，解答する時間が短いため全部の問題に答えることができず，評価が低くなることもありうる．そのような学校環境の中にあるため，発達障害の子どもの中でも，LDの子どもの不登校の割合が高いと報告されている．

2) 個別のプログラム

LDの対応においては，そのスキルへの対応とともに，学習を保証することが必要である．読み書き以外の方法での知識の獲得や表現の方

表3 読み書きのアセスメント

読字	書字
①心理的負担	①心理的負担
□字を読むことを嫌がる □長い文章を読むと疲れる	□字を書くことを嫌がる □文章を書くことを嫌がる
②読むスピード	②書くスピード
□文章の音読に時間がかかる □早く読めるが，理解していない	□字を書くのに時間がかかる □早く書けるが，雑である
③読む様子	③書く様子
□逐次読みをする □単語または文節の途中で区切ってしまうことが多い □文末を正確に読めない □指で押さえながら読むと，少し読みやすくなる □見慣れた漢字は読めても，抽象的な単語の漢字は読めない	□書き順をよく間違える，書き順を気にしない □漢字を使いたがらず，仮名で書くことが多い □句読点を書かない □マス目や行に納められない □筆圧が強すぎる(弱すぎる)
④仮名の誤り	④仮名の誤り
□促音，撥音や拗音などの特殊音節の誤りが多い □「は」を「わ」と読めずに「は」と読む □「め」と「ぬ」，「わ」と「ね」のように，形態的に似ている仮名文字の誤りが多い	□促音，撥音や拗音などの特殊音節の誤りが多い □「わ」と「は」，「お」と「を」のように，耳で聞くと同じ音（オン）の表記に誤りが多い □「め」と「ぬ」，「わ」と「ね」のように，形態的に似ている仮名文字の誤りが多い
⑤漢字の誤り	⑤漢字の誤り
□読み方が複数ある漢字を誤りやすい □意味的な錯読がある □形態的に類似した漢字の読み誤りが多い	□画数の多い漢字の誤りが多い □意味的な錯書がある □形態的に類似した漢字の書き誤りが多い

〔北洋輔，ほか：読み書きにつまずきを示す小児の臨床症状とひらがな音読能力の関連．脳と発達 2010；42：437-442より改変〕

法を提案し，授業に参加できるようにするなど，柔軟な取り組みを行うなどである．

具体的には，どの部分の機能に障害があるか

表4 質問項目に対して担任教員が回答した内容から，「学習面又は行動面で著しい困難を示す」とされた児童生徒の男女別集計

	推定値							
	学習面又は行動面で著しい困難を示す		A		B		C	
	平成24年	令和4年	平成24年	令和4年	平成24年	令和4年	平成24年	令和4年
男子	9.3%	12.1%	5.9%	8.3%	5.2%	6.6%	1.8%	2.7%
女子	3.6%	5.4%	2.9%	4.5%	1.0%	1.4%	0.4%	0.7%

「I．児童生徒の困難の状況」の調査結果　A：学習面　B：行動面　C：両方
〔文部科学省ホームページ：通常の学級に在籍する特別な教育的支援を必要とする児童生徒に関する調査結果について〔https://www.mext.go.jp/content/20221208-mext-tokubetu01-000026255_01.pdf〈閲覧日 2023.5.18〉〕より改変〕

を理解したうえで，対応を考える．子どもによって程度や理解の仕方は異なる．原則は，その個人に応じた学習を考案することが必要であり，個人指導や少人数指導が行われる．自己進度に合わせたテキストを使用し，興味をもてるように指導する．書字が困難な場合は，書くときの手の動きを言葉にする，語呂合わせや漢字の偏と旁を色分けする，パソコンを使用するなどの方法を用いてみることである．むやみに反復学習を行うことは苦労が多い割にほとんど身につくことがなく，自信を喪失させることにもなる．合併症がなければ，LD は特別な薬物治療も必要としないため，医療ではなく教育的支援を行うのみで十分である．一方で，対応が不十分であれば自信喪失や不適応などの合併症を併発する．

3）生活上の困難さ

　LD の困難さは，学習現場に限らない．家庭でも職場でも，それぞれの認知の不具合により困難さが生じる．また，比較的症状の軽い人は初等教育では気づかれないことがある．実際の生活で，文章にさっと目を通して理解できない，大勢の人の中で議論することができない，資料の作成に時間がかかる，視点を変えて考えることがむずかしい，人との距離感がわからない，などの問題がある．LD の人には，思春期以降も，学校だけでなくすべての場所で困難さがあることを理解し，具体的に対応することである．たとえば空間認知のある人に指示するときには，「左の箱をとって」ではなく，「（左にある）赤い箱をとって」など，視覚情報を併用した方法が有用である．

5. 青年期以降の困難さ

　LD は，学校・学習だけの問題ではない．視覚・聴覚・空間認知などの特定の領域に著しい習得の困難さが存在する一方で，ASD の人のコミュニケーション能力や ADHD の人の多動性と異なり，LD の人の症状は思春期以降に明らかになったり強くなったりすることも少なくないと思われるが，青年期以降の報告はあまり多くない．

　高等教育や就労の現場で，多くの人の前で意見を言ったり討論したりする，配られた資料を見てその場でコメントをする，また言葉で指示された通りの行動をするなどの要求が増えると，新たな困難さが目立つこともある．

　一見その特徴が分かりにくいことから，就職活動におけるペーパー試験や面接，就労先での職務の配慮が得られにくいことが多く，今後の課題である．

表5 質問項目に対して担任教員が回答した内容から，「学習面，各行動面で著しい困難を示す」とされた児童生徒の学校種，学年別集計

＜小学校＞

	推定値							
	学習面又は行動面で著しい困難を示す		A		B		C	
	平成24年	令和4年	平成24年	令和4年	平成24年	令和4年	平成24年	令和4年
小学校	7.7%	10.4%	5.7%	7.8%	3.5%	4.7%	1.3%	2.0%
第1学年	9.8%	12.0%	7.3%	9.1%	4.5%	5.6%	1.5%	2.0%
第2学年	8.2%	12.4%	6.3%	9.0%	3.8%	5.8%	1.5%	2.4%
第3学年	7.5%	11.0%	5.5%	8.2%	3.3%	5.1%	1.0%	2.1%
第4学年	7.8%	9.8%	5.8%	7.3%	3.5%	4.5%	1.2%	1.5%
第5学年	6.7%	8.6%	4.9%	6.8%	3.1%	3.7%	1.1%	1.9%
第6学年	6.3%	8.9%	4.4%	6.4%	2.7%	3.8%	1.3%	1.9%

＜中学校＞

	推定値							
	学習面又は行動面で著しい困難を示す		A		B		C	
	平成24年	令和4年	平成24年	令和4年	平成24年	令和4年	平成24年	令和4年
中学校	4.0%	5.6%	2.0%	3.7%	2.5%	2.6%	0.9%	1.1%
第1学年	4.8%	6.2%	2.7%	4.1%	2.9%	3.0%	0.8%	1.3%
第2学年	4.1%	6.3%	1.9%	4.1%	2.7%	3.3%	1.0%	1.2%
第3学年	3.2%	4.2%	1.4%	2.9%	1.8%	1.6%	0.9%	0.8%

「I．児童生徒の困難の状況」の調査結果　A：学習面　B：行動面　C：両方
〔文部科学省ホームページ：通常の学級に在籍する特別な教育的支援を必要とする児童生徒に関する調査結果について〔https://www.mext.go.jp/content/20221208-mext-tokubetu01-000026255_01.pdf〈閲覧日 2023.5.18〉〕より改変〕

6. 学年で異なる有病率

文部科学省の「通常の学級に在籍する発達障害の可能性のある特別な教育的支援を必要とする児童生徒に関する調査結果」に，学年別の学習に問題を抱える子どもの割合（推定値）が公表されている（表4～5）．その割合は，小学1年生が7.3%，中学3年生では1.4%と，教育の現場では，LDが考えられる子どもの割合が大きく減少するということになる．ASD，ADHDともに減少傾向があるが，LDが最も著明である．

しかし，低学年の子どもには偽陽性が多く含まれる可能性が示唆されるため，注意が必要である．

5 知的障害

POINT!

1 これまでは「精神遅滞」とされていたが，DSM-5 で「知的能力障害（知的発達症）」，ICD-11 で知的発達症となる．本書では知的障害とする．

2 知的障害は知的機能のみならず適応機能両面の欠陥を含む障害であるため，重症度のレベルはそれぞれ IQ の値ではなく，適応機能に基づいて判断することになった．

3 知的障害では，様々な身体，神経，精神疾患を併発することが少なくないが，精神疾患を併発すると適応機能が低くなる．

4 従来精神遅滞の合併が少ない ASD，ADHD 児においては，適応機能の面から知的障害の合併例が増加する可能性がある．

1. 定義

　知的障害は，「単に知的機能だけでなく，適応機能の欠陥を含む問題包括した評価で診断する」ということである．

　知的発達症は小児期に発症し知的機能と適応機能両面の欠陥を含む障害で，表 1 に示す 3 つの基準を満たすものをいう．また，表 2 にその評価領域とおもな内容を示す．

2. 疫学と病因

1）有病率

　知的発達症（知的障害）の有病率は，DSM-5 では一般人口全体の約 1％であり，またそれは年齢によって変動する．重度の知的発達症（知的障害）の有病率は，概ね 1,000 人につき 6 人の割合と報告されている．DSM-5 でもほぼ同程度の報告で，全小児人口の約 1％程度と推定されていたが，これは IQ による診断であり適応機能の評価は加味されていなかった．従来の知的障害では，約 80％を占めるのが IQ50〜70 程度の軽度知的障害の子どもである．比較的適応のよい子どもは，DSM-5 の基準では診断できなくなる可能性があるが，今後検討されるべき課題であろう．

2）性差

　一般的に，女性より男性のほうが知的能力障害の軽度（平均男女比 1.6：1）および重度（平均男女比 1.2：1）のいずれにおいても診断される比率が高い．この要因として，男性のみに症状が出現する伴性遺伝子要因や，男性の脳損傷に対する脆弱性が原因となる可能性が指摘されている．

3）要因

　出産前の病因として，染色体異常疾患，先天性代謝異常，脳形成異常，母体・胎盤疾患（母体の感染症など），および環境の影響（例：アルコール，他の薬物，毒物，催奇性物質）があげられる．周産期（妊娠 22 週〜出生後 7 日未満）の要因には，新生児脳症（呼吸や循環の不具合により脳機能が破綻）によるもの，出生後の要因には，低酸素性虚血性障害，外傷性脳損傷，

表1 DSM-5 の知的能力障害診断基準

A	臨床的評価および個別化，標準化された知能検査によって確かめられる，論理的思考，問題解決，計画，抽象的思考，判断，学校での学習，および経験からの学習など，知的機能の欠陥
B	個人の自立や社会的責任において発達的および社会文化的な水準を満たすことができなくなるという適応機能の欠陥．継続的な支援がなければ，適応上の欠陥は，家庭，学校，職場，および地域社会といった多岐にわたる環境において，コミュニケーション，社会参加，および自立した生活といった複数の日常生活活動における機能を限定する
C	知的および適応の欠陥は，発達期の間に発症する

〔日本精神神経学会（日本語版用語監修），髙橋三郎・大野裕（監訳）：DSM-5 精神疾患の診断・統計マニュアル．医学書院 2014：33 より作成〕

表2 DSM-5 における評価領域とそのおもな内容

分類	概念的領域	社会的領域	実用的領域
軽度	成人が日常的に使用する読字，書字，時間，計算などの習得は困難	対人状況で，自分の意志を他人に伝えることが時に困難	複雑な日常生活状の課題は支援を必要とする．自立は支援が必要
中等度	成人期においても学習技能の習得は，初等教育レベル	社会的コミュニケーションにおいては，かなりの支援が必要	簡単な身の回りのことはできるが，長期・継続的な支援が必要で自立は困難
重度	書かれた言葉，数，量，時間，金銭概念を理解できない	単純な会話と身振りによるコミュニケーションが可能な程度	日常生活すべての面において援助が必要
最重度	簡単な読字，書字，数字の概念，実用的知識も獲得ができず，幼児教育レベル以下	自分の意志は非言語的コミュニケーションで伝え，家族など限られた人以外との意志疎通は困難	日常生活すべての面において他者に依存

〔日本精神神経学会（日本語版用語監修），髙橋三郎・大野裕（監訳）：DSM-5 精神疾患の診断・統計マニュアル．医学書院 2014：34-35 を参考に作成〕

Ⅲ章

各論－神経発達症（発達障害）

感染などがある．一方で障害の程度が軽度の場合は，その原因が明らかでないことも少なくない．

3. 合併症

精神学的，神経学的および身体疾患の併発がしばしばみられ，一般人口よりも数倍ほど高率にみられる疾患（たとえば脳性まひ，てんかんなど）もある（表3）．特に遺伝，周産期など明らかな要因があれば，種々の身体症状を呈することがある．知的発達症（知的障害）があり身体の形態異常があれば，染色体異常症などを確認する必要がある．

4. 対応

1）適切な支援ニーズの把握

知的発達症（知的障害）を従来のように IQ（就学前は発達指数）で判定すると，ASD の一部を除いて合併する場合はあまりないため，IQ にさほど問題がない発達障害を「軽度発達障害」とよぶこともあった．しかし，その程度は単に IQ による評価ではなく適応機能での評価となる．発達障害児は，通常の環境では様々な内容や程度の適応障害をきたす．このような場合，どのレベルをもって知的発達症（知的障害）と診断するかがあいまいなままである．DSM-5 に記載された心理評価検査（適応機能を測る検

査）は，どれも簡単に行えるものではない．

2）本人の発達レベルに応じた支援

本人の発達のレベルに応じた指導，援助，教育を行う．また，就学の際にはどのような学校や学級に在籍するのが望ましいかも助言する．

軽度の場合は，低学年時は通常学級での通学も可能なことが多い．また支援学級に在籍していても，授業によっては通常学級で受けられる

3）重度の場合は合併症を含めた支援を

日常的に援助を必要とするだけでなく，しばしば身体疾患を合併するため，合併症に対しては医療機関と連絡をとる必要がある．てんかんの発作や心臓疾患の程度によっては，プールや課外学習などに制限がある場合もある．また緊急時の対応，通常の内服薬などは確認しておく．しかし，むやみに学校生活を制限するのは本人の自己評価を下げることになるため，注意する必要がある．

5. 重症心身障害児

小児科やリハビリテーション医学の分野では，知的発達症（知的障害）と脳性まひ・脳原性運動機能障害の合併した子どもを支援することが多い．脳性まひ・脳原性運動機能障害とは運動機能の障害で，前者は生後1か月までの要因で，後者はそれ以降の要因で起こったものである．重症心身障害児†とは，知的・運動機能両者とも重度の障害があるという概念であり，重症度分類には大島分類が使用され（表4），その分類に基づき，1〜4が重症心身障害児とされてきた．最近は，運動機能を移動機能の尺度とし，他の身体障害を特記事項として記載する横地分類（改定大島分類）が用いられている（図1）．

表3　知的障害に合併する身体症状

1	脳性まひ
2	てんかん（周産期の要因があれば，点頭てんかん，Lennox-Gastaut症候群など難治性．その他の様々な類型のてんかん）
3	骨格，筋肉の発達の問題（側彎，筋緊張亢進症状，骨折の問題）
4	感覚器の問題（視覚障害，聴覚障害）
5	う歯，歯列の異常など
6	内分泌，免疫の問題（易感染性，特に呼吸器系の感染，成長障害など）
7	その他原因となる疾患に合併するもの（外表奇形，心奇形，腎奇形など）
8	行動化の問題（自傷，他害，常同行為）

点頭てんかん：突然頭を倒して傾くような発作を特徴とするてんかん，Lennox-Gastaut症候群：様々なてんかん発作の混在を特徴とするてんかん，側彎：脊柱を正面からみた場合に，左右に曲がっている，常同行為：同じ行動を繰り返す行為．

表4　大島分類

知能指数＼運動能力	走れる	歩ける	歩けない	座れる	寝たきり
70〜80	21	22	23	24	25
50〜70	20	13	14	15	16
35〜50	19	12	7	8	9
20〜35	18	11	6	3	4
〜20	17	10	5	2	1

〔日本重症心身障害福祉協会ホームページ：大島分類（http://www.zyuusin1512.or.jp/gakkai/ooshimabunrui.htm〈閲覧日 2019.7.31〉）より改変〕

E6	E5	E4	E3	E2	E1	簡単な計算可
D6	D5	D4	D3	D2	D1	簡単な文字・数字の理解可
C6	C5	C4	C3	C2	C1	簡単な色・数の理解可
B6	B5	B4	B3	B2	B1	簡単な言語理解可
A6	A5	A4	A3	A2	A1	言語理解不可
戸外歩行可	室内歩行可	室内移動可	座位保持可	寝返り可	寝返り不可	

移動機能

特記事項
C：有意な眼瞼運動なし
B：盲
D：難聴
U：両上肢機能全廃
TLS：完全閉じ込め状態

図1 横地分類（改定大島分類）

「移動機能」「知的発達」「特記事項」の 3 項目で分類し，たとえば，A1–C，B2，D2–U，B5–B，C4–D などのように表記する。
〔聖隷三方原病院ホームページ：「横地分類」記載マニュアル（https://www.seirei.or.jp/mikatahara/oozora/policy/physical-mental-disorders/upload/20190318-142603-9428.pdf〈閲覧日 2023.9.9〉）より改変〕

†：重症心身障害児とは知的にも運動機能の障害の程度が重い子どものことであり，成人に達する人を含めて重症心身障害児（者）とすることもある。どちらか一方が重度で，他方は軽いか障害のない一群もある。運動機能のみ重度の障害のものは，神経・筋疾患（一部の筋ジストロフィー症や脊髄疾患）である。重度，最重度の知的障害児の大部分は運動機能の障害を伴わないため，成人に達した時の問題行動を「強度行動障害」とされることがある。

6　境界知能，ボーダー，グレーゾーン

POINT！

1 境界知能は診断名ではなく，IQがおおむね70〜84の知能のことを示す用語である．

2 グレーゾーンとは，発達障害の特性があるものの，診断を受ける前の人や診断に至らない人を指す．ボーダーは境界知能と同義で用いられるが，グレーゾーンの意味も含めて使用されることがある，曖昧な用語である．

3 境界知能は，一般人口の14％程度とされるが，単独では公的支援の対象外である．

4 境界知能は，軽度知的障害と臨床上の共通点があり，学校生活や社会生活に配慮が必要なことも少なくない．

1. 境界知能の概念

　境界知能は，診断名ではなく，IQがおおむね70〜84の知能のことを示す用語である．理論上は，一般人口の14％程度と推測されている（図1）．

　IQでの判断上は軽度知的障害か境界知能かの区別はあり70〜75を上回る場合は知的発達症ではないとみなされているが，実際の臨床では両者は共通点が多い．これはIQの数字上の区切りであり，実際は，生活上の困り感に大きな違いはなく，困っているところは同じであるにもかかわらず，一方は支援の対象となり，もう一方はならない．

　境界知能の人は，学習上の困難さを抱えて教育機関でIQ測定を受けても，おおむね70以上であれば，学習支援の対象とならず，学習の問題だけでなく，自信喪失，叱責，いじめ，友だち関係が築けない，など二次障害を抱えやすく，青年期以降にも，持続して日常生活の困難さをかかえることも多い．

2. 類似の用語

　グレーゾーンは，発達障害の特性があるものの，診断受ける前の人や診断に至らない人を指す．ボーダーとは境界知能と同義で用いられることが多いが，グレーゾーンの意味も含めて使用されることがある，曖昧な用語である（図2）．

3. 境界知能の人の特徴

　境界知能の人の臨床特徴を表1にまとめた．

4. 支援が受けられないまま，青年期以降を迎えると危惧されること

　これは軽度知的発達症と共通しているため，AAIDDの『定義』第11版には，成人の軽度知的障害者の特徴を抜粋する．

・一般集団と明確に区別ができない．
・要求度の高い仕事を与えられ失敗し自分のせいだと思う．
・自分は普通と思っているので支援を拒否する．
・所得が少ない，貧困率が高い，雇用率が低い．
・片親が多い．
・運転免許を取得するのがむずかしい．
・栄養不足，肥満率が高い．
・友人関係を結び維持することが困難，孤独になりやすい．
・支援がないと問題行動を起こしやすい．

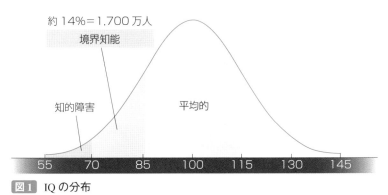

図1 IQ の分布

〔NHK 大阪「関西熱視線」番組資料より作成〕

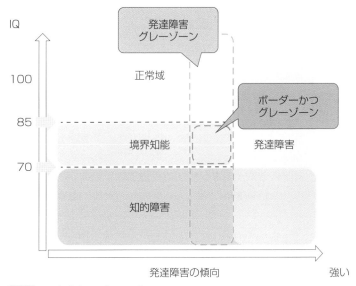

図2 発達障害のグレーゾーン

〔宮口幸治：境界知能と発達障害．発達障害医学の進歩 2023；34：5 から一部改変〕

5. 支援に結びつけるための課題

1）支援を拒む傾向

境界知能の人は，困り感を示さないため，学業不振や仕事を与えられて失敗してしまうことや，自分の責任として受け止めてしまい，知的なハンディ自体を本人が否定して支援を避けてしまうという背景がある．

2）本人が受けている不利益に周囲が気づかない

人に嘘をつかれたり担がれたり，笑いものにされたりすることも多いが，だまされてしまいトラブルに巻き込まれることも少なくない．他者との関係構築のため，誘われて不適切な行為を行っても，そのことで人に評価されると思い込み，そのような行動を助長して非行に走ったりすることもあるが，ここでも懲罰的な対応で

表1 境界知能の人の特徴

境界知能の特性によるもの
- 語彙は豊富で理解がよいが，理解は表面的である
- 作業スピードが遅い
- 数的処理が苦手なため，高度な作業がむずかしい
- 同僚に話しかけられても，適切に答えることが苦手である

二次的に生じるもの
- 現実認識が甘い
- 主体性がなく，周りに流されやすい
- 課題や作業の習熟性に問題がある
- 自己肯定感が低い
- 支援を受ける（特別扱いされる）ことに抵抗がある

他者からの評価
- 日常生活を送るうえでは支障は特にない
- 第一印象としては，能力の低さを感じさせない
- 忍耐力に欠ける
- 持続力や集中力に欠ける
- 本人が話すことに行動が伴わず，低評価を受けやすい

医療機関受診例にみられる特徴，ただし境界知能だけでは受診しない
- いじめの被害にあっている
- 不登校，ひきこもり状況にある
- ゲームに没頭しやすい
- 身体の不調を訴えている

終わってしまう．

3）本人の自信のなさ

　教育機関では，本人の自主的に指導を求めないと，気づかれず対処されないこともある．

4）卒後の支援の困難さ

　学校通学時期に発見されることがなくそのまま社会に出れば，さらに支援を受ける機会がむずかしい．卒業後は就労だけでなく生活上の困難さにも直面してしまうが，本人の問題として受け取られてしまう．

6. 支援

　境界知能の人は，一見しただけでは，正常知能の人々と区別がつかず，一見困っていないようにみえてしまう．そのために，診断名として取り上げられることもなく，臨床研究もほとんど行われていない．そのため，福祉サービスの制度から外れてしまっている．

　図2に示したように，発達障害の特性のある人や，学業不振の子ども，不登校など不適応状態を示した人には境界知能の可能性を考えて，早めに支援につなげる必要がある．児童生徒を対象として知能を測るためのWISC検査†が活用されている．

---

†：Wechsler Intelligence Scale for Children の略で「ウイスク」とよばれる．5歳から16歳を対象として，「言語理解」「知覚推理」「処理速度」「ワーキングメモリー」の4つの指標とIQ（知能指数）を数値化する検査．検査結果から，全体のIQだけでなく，「得意な部分と苦手な部分」を類推することが可能である．

7　吃音

POINT！

1　吃音は，DSM-5，ICD-11 では発達障害の中の 1 カテゴリーとして分類された．

2　心理的支援だけではなく，発達障害の 1 タイプとしての支援策を検討する．

3　ゆっくり話すように指示すると，吃音に着目されたと感じて緊張が強くなってしまう．吃音をなくすことではなく，多少の吃音があっても会話を避けることなく行えるように，発話への不安や緊張を軽減したり，周囲の理解と環境整備に努める．

4　吃音は，8 歳以降まで持続する場合，自然軽快しにくく，思春期以降まで持続する．症状として，連発・伸発・難発があるが，成人では難発が多くわかりにくい．回避的な姿勢から，社交不安障害を併発しないように，適切な診断と医療支援が求められる．

1.　発達障害としての吃音の位置づけ

DSM-5 では，コミュニケーション障害の中の，ICD-11 では，発達性発話または言語症群の中の 1 タイプとして分類されている．しかしながら，日本では心理的要因に注目されて，発達障害として認識は広がっていない．

2.　吃音の概念

DSM-5 では「小児期発症流暢症/小児期発症流暢障害（吃音）」が用いられる．流暢性の障害は，学業的または対人的なコミュニケーションの妨げとなる．障害の程度は状況に応じて変わり，しばしばコミュニケーションをするために心理的圧力がかかる場面（学校で宿題を報告するなど）でより重度になる．なお，流暢性の障害は音読，歌唱，生命のない物体や動物に話しかけるときには起こらないことが多い．

3.　疫学と病因

1）有病率

幼児が 2 語文以上の複雑な発話を開始する時期に起こりやすく，2～5 歳に発症する場合がほとんどで，この年代の 5％程度の子どもにみられる．男児の割合が高いが，70～80％は自然に軽快する．その要因として，吃音研究者で自身も吃音があったシーハン（Sheehan）は，吃音を氷山にたとえて解説している（図 1）．水面上が神経発達症に関係しているもので，水面下は心理的な側面を示唆している．

2）要因

吃音の人の脳の活動を調べると，吃音のない人と異なり，①吃音が生じているときに脳の右半球（大部分の人の言語中枢がある反対側）が大きく活動している，②吃音が生じているときに左半球の聴覚野（音を聞いたときに活動する領域）の活動が低い，と報告されている．このことは，吃音の発症に神経発達症的な側面があ

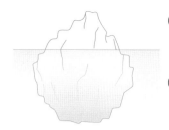

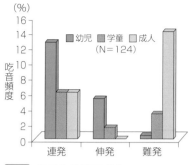

図1 吃音を氷山にたとえたシーハンのモデル
〔小林宏明：「吃音」に対する，心理面も含めた理解と学校現場における対応．実践障害児教育 2015；1：20-23 より改変〕

図2 年齢と吃音の変化
〔菊池良和：エビデンスに基づいた吃音支援．学苑社，2012 より改変〕

ることを示唆していると思われる．

4. 症状

　吃音は，言葉が急速に発達し，会話がも拡大していく2〜4歳に始まることが多く，5〜8％にみられ，そのうち70〜80％は自然に軽快するとされる．しかし，8歳時にも症状が持続する場合は青年期以降も持続することが多いと考えられている．吃音の病因として遺伝の関与や，左半球の活動の低下と右半球の過活動が明らかになっている．吃音の原因が「脳にある」ということは研究者の共通認識となっており，神経発達症の1タイプと分類されているのは至極当然のことである．

　症状は，①はじめの音や言葉の一部を何回か繰り返す（連発），②はじめの音をひきのばす（伸発），③最初の言葉が出づらく，力をこめて話す（難発）である．幼児期には連発の頻度が高いが成人期には難発の頻度が高くなる（図2）．連発や伸発は吃音の症状と理解しやすいが，難発は吃音の診療に慣れていないとわかりづらいと思われる．さらに吃音の症状を問題にするのではなく，内面的な問題，予期不安や劣等感，当事者の吃音を隠そうとする過剰な努力から，思春期以降に社交不安障害（Ⅳ章「1 不安障害（不安症）」p.59 を参照）に陥らないように予防することが重要である．

　診断学的特徴は，その人の発達年齢に比べて明らかに会話の流暢性と時間的構成の障害が存在することである．音声または音節の頻繁な反復または延長および，他の型の会話の非流暢性，すなわち単語が途切れること（1つの単語の中の休止など），聴き取れるまたは無言状態での停止（発声を伴ったあるいは伴わない会話の休止），遠回しの言い方（問題の言葉を避けて他の単語を使う），過剰な身体的緊張とともに発せられる言葉および単音節の単語の反復により特徴づけられる．

　実際の保護者からの訴えとしては，「はじめの言葉が出にくい」「同じ発音を繰り返す」「最初の音をのばす」「スムーズに会話ができない」などである．簡単な会話が可能となる2〜5歳から就学前に発症するが，縦断研究では大部分の子どもは就学後まもなく回復するため，8歳児の流暢症の重症度（残存の度合い）で，青年期以降の回復または持続を予測する．

　大規模かつ信頼できる疫学調査が行われていないのは，多くの小児の発達途上でみられるため診断学上の線引きがむずかしいこと，軽快しない事例は海外を含めて医療よりも心理・教育的な側面から検討されていることが関連している．

5. 対応

　吃音の子どもは吃音に対する予期不安を生じることが多く，会話の機能の変更（話の速さを変える，特定の単語や音を避けるなど），電話や

人前で話すなどの特定の状況を避けることにより，吃音を回避しようとする．このような状態のときに他人が注目すると，本人はストレスや不安をさらに抱えて，吃音を悪化させることがある．

具体的な接し方としては，吃音をなくすことではなく，多少の吃音があっても会話を避けることなく行えるように，発話への不安や緊張を軽減したり，発話に対する自己効力感を向上したりすることである．吃音の子どもに「落ち着いてゆっくり話しなさい」と指示すると，吃音に着目されたと感じて，かえって会話が困難になる．吃音があっても，その子どもが話したい内容に耳を傾け，そのままの話し方でよいと通常どおりに接することなどによって，会話に関する不安や恥ずかしさを軽減させることが重要である．

6. 課題

大規模かつ信頼できる疫学調査が行われていないのは，多くの小児の発達途上でみられるため診断学上の線引きがむずかしいこと，軽快しない事例は海外を含めて医療よりも心理・教育的な側面から検討されていることが関連している．8歳においても症状が残る例，難発症状の例においては，発達障害として医療のかかわりが望まれる．

8 DCD（発達性協調運動障害）

POINT！

1 発達性協調運動障害は，DSM-5 以前から発達障害の1タイプとして分類されていたが，日本ではまだ周知されていない.

2 発達性協調運動障害は，5%以上の有病率と推測されている. 幼児期に運動発達の問題で認識されても，ASD，ADHD，LD の症状の一部とされるか，過小評価されている.

3 発達性協調運動障害は運動面だけの問題ではなく，学業や日常生活，学校のみならず就労後も長期に持続する問題を含む.

1. 用語の変遷

発達性協調運動障害（Developmental Coordination Disorder：DCD）は，1987 年の DSM Ⅲ-R で新しい疾患単位として認定された. それ以前では，不器用さは LD の一部だとみなされていた. しかし，不器用さの改善を目指して導入された知覚運動訓練や感覚統合訓練とよばれる運動介入が，学習障害の改善には役立たないことが明らかになり，LD から独立した疾患単位として認定された.

その後，DSM-Ⅳ，DSM-5 でも引き続き発達障害の1タイプとして認定されている. しかし日本での認知度は低い.

2. 概念

DCDとは，全体的な運動発達には明らかな遅れがないものの，その「不器用さ」が日常生活での活動や学業の成績に明らかな支障をきたし，その要因となる神経疾患が確定できないものである.

3. 疫学と病因

有病率は学童期の子どもの 5～6%，すなわち LD，ADHD と同等かそれ以上で，クラスに 1～2 人はいると推定される. 適切な支援によって症状は改善しうるが，支援がなければ二次合併症を引き起こしうる. 「不器用」としか認識されないことで，いじめにあう，筆記試験などで教師からも過小評価されるなどし，自信の低下や回避行動につながるが，こうした問題はアメリカでは配慮を要する子どもとして精神保健関係者によって扱われることが多い.

4. 診断と症状

1）DCD の定義

発達性協調運動障害は，粗大運動能力と微細運動能力の獲得の大幅な遅延と，運動能力のぎこちなさ，遅さ，または不正確さとして現れる協調運動能力の獲得障害で特徴づけられる. 協調運動能力は，個人の暦年齢と知的機能のレベルを考えると，期待されるよりも著しく低い. 協調運動能力の困難は発達期に起こり，通常は幼少期から明らかである. 協調運動能力の困難は，日常生活活動，学業，職業および余暇活動などにおいて，重大かつ持続的な支障をきたす. 協調運動能力の困難さは，神経系の疾患，筋骨格系または結合組織の疾患，感覚障害のみ

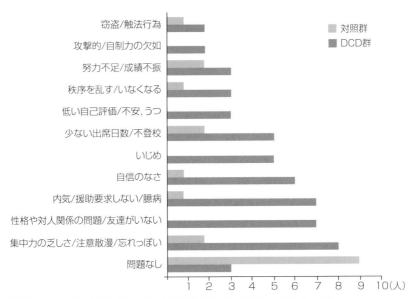

図1 DCD 群と対照群における運動領域以外の問題を示した人数
〔Henderson S（著），稲田尚子（訳）：発達性協調運動障害の理解と支援：2013 年までにわかったこと．小児の精と神 2014；54：119-133 より改変〕

に起因するものではなく，知的発達症によってより適切に説明されるものではない．

2）DCD の診断要件

● 必須事項

○粗大運動または微細運動能力の獲得の大幅な遅延，および運動能力のぎこちなさ，遅さ，または不正確さとして出現する協調運動能力の困難さ．

○協調運動能力は，年齢で期待されるそれよりも著しく低い．

○協調運動能力獲得の困難さは，発達期に起こり，通常は幼少期から明らかである．

○協調運動能力の困難さは，日常生活活動，学業，職業および余暇活動，またはその他の重要な機能領域に重大かつ持続的な制限を引き起こす．

○協調運動能力の困難さは，神経系の疾患，筋骨格系または結合組織の疾患，感覚障害，または知的発達症によって十分に説明されない．
　　　　　　　　　　（ICD-11 より筆者翻訳）

5．併存症，合併症

　もともと DCD は他の発達障害の併存症状とみなされてきたが，ASD との併存診断が可能となり，ADHD や LD とも高率に合併することが明らかになっている．このことは，精神医学の診断基準が身体面への併発症状にあまり目を向けていなかったこと，一方で身体疾患としても注目されていなかったことを示唆している．今後，DCD の併存診断を受けた場合，積極的な運動介入が期待される．

　図1はイギリスの研究者ヘンダーソン（Henderson）による，DCD と対照群の運動領域以外の生活の問題についての人数の比較である．DCD の子どもたちは，いじめや自信のなさ，友人がいないなどが明らかに多い結果となっている．

6．対応

　症状に気づいてから診断に至るまでには，医療機関内および医療機関と教育機関，地域コミュニティとの連携が不可欠である．具体的に

は，運動発達の遅れを評価できる検査や質問紙をプライマリケアのレベルで普及させ，小児精神科における発達障害の診断体制と介入へつながる支援体制を整えることである．専門医や一般医たちが機能的疾患としてのDCDを診断する意義を認め，生涯発達の観点に基づく多職種チームによる支援が必要であることを周知しなければならない．

　DCDの支援は，家族を中心とした運動介入の支援プログラムが有効であるとされているが，マニュアルを作成することがむずかしく，多種多様な協調運動の障害を観察しプログラムを作成することになる．プログラムは，小児科医，理学療法士，作業療法士の協力で行われるが，実践は始まったばかりである．

■ 7. 診断概念の普及と対応の課題

　DCDに最初に気づくのは親や保育士，幼稚園・学校の教師であり，その次に保健師や小児科医への相談，となる．Ⅰ章「子ども期の分類」（p.2）で示した粗大運動ではなく，発達年齢に比し，異常なほどの不器用さがあり協調運動の障害であることを診断するには，まずその症状に気づくことである．

　治療者側の認識の問題，早期発見の重要さは重要である．DCD症状で初期に，小児整形や小児神経といった運動機能障害を担当する診療科を受診することもあるが，その認識は不十分である．さらに，学習面や行動面の問題が併存していれば，運動面の問題は併存する症状として過小評価されがちであった．しかし，診断や適切な支援を受けられないことによる二次合併症の多さは，重大な問題である．

　DCDは，日本ではまだまだ独立した発達障害として注目されていない．実際，発達障害者支援法にも1タイプとして記載されていない．近年，DCDに関する発現機序と予後，そして診断のための検査や介入効果などに関する研究が，世界中でさかんに行われている．このことを日本でも積極的に導入し，5%とも推測されるDCDをもつ人々のQOLの向上のため，支援体制を整え，研究を推進すべきであろう．

9 発達障害の二次合併症

POINT！

1 発達障害それぞれのタイプの診断基準にはないものの，出現しやすい症状および併存する診断名を，あわせて"二次合併症"とする.

2 発達障害相互の診断名の重なりは多くみられる.

3 発達障害の支援のポイントは，中核症状に早期に気づいて適切な支援を開始することで，その後の適応や本人の QOL を維持することである.

4 小児期に薬物治療などで発達障害それぞれの中核症状が改善したとしても，青年期以降の当事者の社会適応や QOL が保たれているかどうかは明らかでない.

---

1. 二次合併症とは

発達障害は，様々な症状や合併症を伴うことがある．診断に必要な症状（中核症状）ではないものの，不眠やパニック，就学以降ではトラウマ体験や集団不適応などの症状は，発達障害でない人よりも明らかに高い頻度でみられる．さらに，チック症など，他の精神疾患を合併することもある．筆者は，前者を関連症状，後者を併存精神障害（精神医学的な別の診断名）とし，両者をあわせて"二次合併症"とよんでいる．

2. 発達障害の診断名の重なり

発達障害の人の併存精神障害として，発達障害それぞれの診断の重なりがある．DSM-Ⅳまでの診断は，より症状が多彩な方の診断を採用することになっていたが，DSM-5 では診断の重なりを認めた．発達障害の診断の重なることは数多くの報告があり，発達障害 1 つのタイプの診断よりも，2 個もしくはそれ以上の診断のある場合が多い（図 1）．

ASD と ADHD，ADHD と LD は高率に合併す

る．さらにコミュニケーション症，DCD，チック症などの併存も少なくない．経過とともに診断名が変更されることもある．

3. ASD の二次合併症

図 2 に，ASD の二次合併症を示す．

ASD の二次合併症の関連症状として，幼児期にみられやすいのは，①注意力散漫，衝動性，多動性（ADHD 症状，ADHD と診断されることもある），②日常生活の問題（偏食，不眠，衛生習慣の異常），③パニック，かんしゃく，自傷行為などである．学童期にはそれに加えて，④学習の問題，不器用さ，⑤不安，易トラウマ体験，⑥不登校，集団不適応が，さらに思春期には，⑦ファンタジーの世界への没頭などがみられる．他の発達障害のほか，不安障害，強迫性障害，うつ病，統合失調症などがある．

4. ADHD・LD の二次合併症

図 3 に，ADHD の二次合併症を示す．

ADHD の二次合併症の関連症状として幼児期にみられやすいのは，①言語発達の問題，②不器用さ，③過食など健康上の問題，④事故に

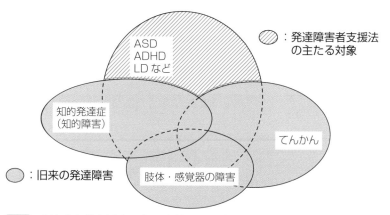

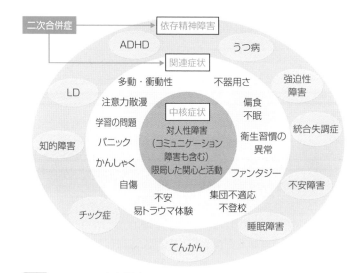

図1 発達障害者支援法にある狭義の発達障害と旧来の広義の発達障害の概念

図2 ASD の二次合併症
〔岡田俊：アスペルガー障害に対する薬物治療. 古荘純一（編），アスペルガー障害とライフステージ. 診断と治療社，2007：29-30 より改変〕

遭遇するリスクなどである.

①の言語発達では，否定語やいい回し，過去形や未来形での話が同年代の子どもと比較して理解しにくいと考えられる. ②の不器用さの問題では，たとえば協調運動とは目的をもち結果を予想しながら有効に運動することであるが，ADHD の子どもは，当人にはそのつもりはないものの，周囲からみると無駄な運動，余計な行動が目立つ. また，もともと DCD との合併がある可能性もある. ④については，交通事故に遭う確率や，誤飲のリスクが高いという報告が

ある.

なお，学童期にみられやすい問題として，⑤家族内葛藤，⑥学業不振，⑦不眠などがある. また，思春期以降にみられる問題には，⑧事故（違反・加害）とけが，⑨約束，規則違反，⑩アルコール依存，薬物乱用，早期からの喫煙，⑪早婚，社会的孤立によって子どもをきちんと養育できない，時には虐待の可能性，⑫失業率が高い，などもあげられている.

ADHD の二次合併症のうち，特に重要なのは「外在化と内在化の問題」である（Ⅲ章「3

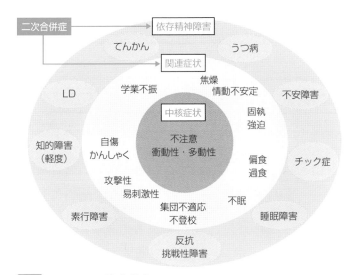

図3 ADHDの二次合併症

〔古荘純一, ほか：発達障害とQOL. 古荘純一, ほか〔編〕. 子どものQOL尺度 その理解と活用. 診断と治療社, 2014：71–76より改変〕

ADHD（注意欠如多動症）」p.31を参照）. 思春期以降のADHD当事者の生活上の問題は, 中核症状よりはこれらの二次合併症によるものがほとんどである.

LDの人も程度は軽いものの, ADHD, 時にはASDと類似した二次合併症がみられることがある.

5. てんかんの合併

発達障害のある子どもがてんかん発作を合併することは, よく知られている. 定型発達児と比べて数倍～10数倍程度の発症率が推測されており, 特に知的発達症（知的障害）を伴う場合は高率である. ASDの子どものてんかん発作の発症は, 幼児期以前と思春期にピークがある. 現在てんかんは, 神経疾患の1つであるが, 旧来てんかんも発達障害としていた時期もあり（Ⅲ章「1 発達障害 総論」p.25を参照）, 同一の医師や診療機関で診察を受けることが多い.

てんかん発作は意識レベルや感覚の発作的な変化を伴うことが多いが, 明らかなけいれん症状がなく意識や感覚の変化のみの場合はすぐには診断されないこともあるため, 疑われる場合は専門医に相談すべきである. 特に思春期になると, てんかんであっても脳波検査を受けても異常が出ないことがある. 発作のときの様子をよく確認し, できればメモをとっておくなどして詳しく話すことで, 診断が可能となる.

6. 発達障害児のQOL

ADHDの治療薬が発売されておりそのものの症状を軽減するが, ADHDによる機能障害および患者・家族の日常生活に対する影響は, 今なお検討されていない. ADHDは中核症状が改善しても青年期以降の社会適応や本人のQOLは改善されているかどうか明らかではない.

ASDも同様に, 学校での適応が改善されていても, 青年期以降の社会適応や本人のQOLが改善されているかどうかは明らかではない. 特にトラウマ体験がある場合は, 社会適応が障害される.

LD, DCD, チック症などの場合は配慮の不足から, 自信をなくしたり, 不登校を呈することがあるとQOLが下がり, その後の対応が容易ではない.

1 不安障害（不安症）

POINT !

1 大部分の不安障害は有病率が高く，学童期から青年期に発症することが多い．

2 一般的に不安障害は気づかれにくい．「対象が漠然としているが強い不安」「我慢できない」「持続する」という場合は病的不安と判断して治療する．

3 分離不安障害と緘黙は，幼児期に顕在化する．社交不安障害，パニック障害，広場恐怖，全般性不安障害は学童期から出現するが，症状に気づかれにくい．

4 病的な不安に早期に気づくことが重要である．放置すると社会適応が困難になるため，医療機関と連携した対策が求められる．

1. 不安障害総論

1）正常範囲の不安と病的不安

　小児の不安には発達的な基盤があり，発達段階に応じて正常範囲がある（表1）．子どもは成長の過程において様々な恐怖を体験している．これらは通常は正常範囲内の行動で，生活を障害することはない．しかし，病的な不安とは発達基盤を考慮しても①はっきりとした対象がなく漠然としている，②表現しにくく他の人にわかってもらえない，③我慢することが困難で，長く続き，繰り返すのでないかと気になる，不安である．このような不安は治療の対象となる．

2）恐怖と不安

　「恐怖」とは特定の対象に関して過度な不安を抱くことであり，「不安」とは対象が漠然とした過剰な恐怖といえる．現在でも「対人恐怖」「赤面恐怖」「視線恐怖」などと「恐怖」とよばれてきたものも，漠然とした対人状況や生活状況に関しての「不安」ということになる．一方，「高所恐怖」「閉所恐怖」などはその対象が明らかではあるが，過度な不安で生活に支障をきたすと

表1 発達段階における正常範囲の恐怖

年齢（月齢）	恐怖の対象または状況
～生後6か月	母親の不在，大きな音，急速に近づいてくる大きな物体
7～12か月	見知らぬ人
1～5歳	大きな音，雷や嵐，動物，暗闇，親からの分離
（3～5歳）	怪物・幽霊
6～12歳	けがをするおそれのある行為，泥棒，教師からの呼び出し，罰，失敗
12～18歳	学校のテスト，人前で恥をかくこと

〔古荘純一：神経症圏の疾患．古荘純一，新小児精神神経学第2版．日本小児医事出版社，2009：47-78より改変〕

いうことで「限局性恐怖」という診断名を用いることになる．

　いずれにしろ，小児にとって普通にみられる恐怖感であっても，極端な形で現れ，日常生活やその後の発達・人格形成に影響を及ぼす恐れのあるものは，治療の対象と考えるべきであろう．また，発症年齢は思春期に多いが，それ以前にもその徴候がある場合，顔面の紅潮，発汗，

動悸，腹痛など身体症状を呈する場合，長期間持続する場合は，その可能性を考えるべきである．疫学調査はなされていないが，日本人の国民性としてこれらの不安をもちやすいことも考えられることから，小児の場合でも十分に留意する必要があろう．

3）疫学

小児の精神神経疾患（障害）の中で，最も高率であると報告されている．すべての不安障害の生涯有病率は約28％で，その発症中央値（累計で75歳に100％発症するとした場合，50％の人が発症する年齢）は14歳と報告されている（表2）．

4）経過

アメリカでの諸家の報告をまとめると，①小学校1年生のときの不安症状は，4年後の適応機能の低下と相関する，②不安障害児のうち何らかの治療を受けていたのは20％に過ぎず，80％は不安障害を標的とした治療を受けていなかった，③5年間の経過観察によれば障害が寛解したのは1/3，2/3は持続していた，④中等度以上の症状は自然寛解がそれほど多くないとされている，⑤早期介入するとその後の経過がよいとされる．治療には，小児科医との連携が必要といえる．

2. 認知度の低い不安障害の問題点

1）気づかれにくい理由

小児の不安障害は，精神保健の対象として重要な疾患であるが，気づかれにくいことには以下の7点が理由としてあげられる．

①自然な寛解がある．②破壊的な行動がないため，行動障害などに比べて情緒的な症状の重要さが社会的に認識されていない．③親や周囲の大人たちが，子どもは不安があるのが当然だと思っている．④臨床家の気づきのレベルが低い．⑤小さい子どもは身体症状を呈する傾向が強い．⑥強迫性障害のように子どもがその悩み

表2 不安障害の生涯有病率と発症の中央値

サブタイプ診断名	有病率（%）	中央値（歳）
パニック障害	4.7	24
特定の恐怖症	12.5	7
社交不安障害	12.1	13
全般性不安障害	5.7	31
分離不安障害	5.2	7

〔Kessler RC, et al.：Lifetime Prevalence and Age-of-Onset Distributions of DSM-IV Disorders in the National Comorbidity Survey Replication. Arch Gen Psychiatry 2005；62：593-602 より改変〕

を隠そうとすることが少なくない．⑦本人の表現が未熟である．

2）放置による弊害

不安障害を放置することによる弊害は大きい．成人期になっても長期間持続することがあり対人関係の障害をもたらし，小児期には未成熟，不器用，仲間からの拒絶や無視，学業不振，自己主張・自立的な発達の阻害，不登校など様々な問題をきたす．自ら積極的に相談することができず，自己評価の低下をきたすこともあり，子ども自身に最も苦痛をもたらす．

3）親の見逃し

親自身が子どもの不安障害による社会機能の低下を見逃していることもある．強迫性障害について行われたアメリカの疫学研究では，子どもからの問診では2.5％が強迫性障害と診断されたのに対し，親からの情報では0.3％が診断されただけであった．このことから，親自身も小児の不安に気づいていないことがうかがえる．また，不安障害児の親は，自分たちの子どもが他の子どもとうまくやっていく社会的機能や社交的活動，学業成績は健常児と変わらないと判断しているのに対し，教師は健常児より低いと評価した．つまり，親は子どもの日常生活の障害にも気づいていなかったことがわかる．

表3 ICD-11の不安症の分類（一部略）	
・Separation Anxiety Disorder	分離不安症
・Selective Mutism	場面緘黙
・Specific Phobia	限局性恐怖症
・Social Anxiety Disorder（Social Phobia）	社交不安症
・Panic Disorder	パニック症
・Agoraphobia	広場恐怖症
・Generalized Anxiety Disorder	全般不安症

4）治療者の認識の低さ

子どもが不安を直接に表明することはまれなため，不安障害の大変さをきちんと理解できていない治療者，認識の低い治療者も少なくない．

不安障害は，最初はおもに頭痛，めまい，動機，悪心，下痢などの身体症状として現れることを念頭におくことが重要である．小児の不安障害を発見・評価するためには，身体症状を診る際にも，常に不安が原因である可能性を考えることが求められる．

3. 不安障害各論

表3にICD-11による不安症の分類を示す．

1）分離不安障害（分離不安症）

強い愛着をもっている人と分離することに対する過剰な不安である．有病率は3～4%とされ，男女比はほぼ同等である．発症は就学前から学童期に限定される．症状としては，①4～5歳を過ぎても母親から分離が困難である，②分離の時間（幼稚園通園，小学校通学など）になると発熱・嘔吐などの症状が出て，日常生活に支障をきたす，③離乳がスムーズでない，後追いが激しい，母親がそばにいないと遊べない，乳児期からそのサインがある，などである．小学校低学年の不登校の要因として重要であり，重症例では分離にまつわる不安をもち続けながら成長することで対人関係をうまく築けない．

他の不安障害よりも早期に発症するため，小児期に自然に改善することも多いが，一方で他の不安障害や気分障害を合併することも少なくない．一部は反復して慢性的な経過をたどる．

2）場面緘黙

言葉を理解できているにもかかわらず，1つないし複数，もしくはすべての場面で話せなくなってしまう状態をいう．症状は少なくとも1か月持続し，学習や対人関係に大きな妨げとなる．解決できない葛藤に対する反応，という考え方があり，身体的ないし性的虐待の目撃者，もしくは被害者などの外傷体験も誘発因子になりうる．また，家庭環境では保護者との早期の離別，父母の離婚・死，あるいは頻回の引越しも発症の要因となりうる．

話すことを要求される機会が増える幼稚園や小学校に入ってはじめて発見されること多く，症状としては，ジェスチャー/うなずく/ため息をつく/片言で答える/筆談/瞬きといった方法で表現することがあるものの，完全に発声することを回避してしまう．対人的行動にも障害をきたしていることが多く，これらの子どもの多くは人見知りし，不安が強く，従順で，過度に依存的な傾向を示す．

小児期の緘黙と成人期の社会恐怖には関連性があると考えられており，社会恐怖をもつ成人では，小さい頃話すことを求められた際に強い

不安を感じ，パニック様の症状を起こしたことを回想する．社会恐怖が場面緘黙をもってはじまることもあり，場面緘黙の子どもの親にパニック障害や不安障害が多い傾向がある．また，場面緘黙の子どもは会話と言語の遅延を示す傾向があり，さらに知的発達症（知的障害）と神経疾患の有病率が高く，発達障害的側面が存在することが示唆されている．

3）限局性恐怖症

　限局性恐怖症は，恐怖対象・状況への曝露によって引き起こされる臨床的に著しい不安で，しばしば回避行動が生じる．特定の対象には，頻度順に，状況（閉鎖された場所，乗り物など），自然環境（高所，嵐など），外傷や注射，血液など体に関するもの，動物などである．発達年齢を考えても恐怖感が強く，それを強く回避することにより生活に支障をきたすほどで，多くの場合は 2 つ以上の病型（恐怖）が存在している．発症時期は学童期から成人に及ぶ．

4）社交不安障害（社交不安症）

　人前で恥ずかしい思いをするのではないかという過剰な心配のために恐怖心が非常に強くなり，そのような場面に遭遇すると様々な身体症状を訴えて人の集まる場所を避けるようになり，その結果，日常生活に大きな問題を抱えてしまう．すなわち，様々な対人場面で恐怖を感じ，その状況を回避することにより日常生活に支障をきたす障害である．

　診断には，Liebowitz Social Anxiety Scale 日本語版（LSAS-J）が用いられる（表 4）．ただし質問の文言には多少の文化の差があり，また同尺度は児童青年期版もあり，日本でも検討されている．有病率はアメリカでは約 13％，日本では約 18％とかなりの高率であるが，社会全体では認識されていない．

　社交不安障害は 10 代で発症することが多いと報告されているが，小児での大規模な疫学調査は行われていない．また，うつ病やアルコー

表4 Liebowitz Social Anxiety Scale 日本語版（LSAS-J）調査票の質問内容

1	人前で電話をかける（P）
2	少人数のグループ活動に参加する（P）
3	公共の場所で食事をする（P）
4	人と一緒に公共の場所でお酒（飲み物）を飲む（P）
5	権威のある人と話しをする（S）
6	観衆の前で何か行為をしたり話しをする（P）
7	パーティーに行く（S）
8	人に姿を見られながら仕事（勉強）する（P）
9	人に見られながら字を書く（P）
10	あまり知らない人に電話をする（S）
11	あまりよく知らない人たちと話し合う（S）
12	まったく初対面の人と会う（S）
13	公衆トイレで用を足す（P）
14	他の人たちが着席して待っている部屋に入る（P）
15	人々の注目を浴びる（S）
16	会議で意見を言う（P）
17	試験を受ける（P）
18	あまりよく知らない人に不賛成であると言う（S）
19	あまりよく知らない人と目を合わせる（S）
20	仲間の前で報告をする（P）
21	誰かを誘おうとする（P）
22	店に品物を返品する（S）
23	パーティーを主催する（S）
24	強引なセールスマンの誘いに抵抗する（S）

P：Performance（行為状況），S：Social interaction（社交状況）
この 1 週間に感じた様子について，「恐怖感/不安感」「回避」の各項目の 4 段階に分けた最も近い答えを 24 項目すべてに答える（「恐怖感/不安感」の 4 段階→⓪まったく感じない，①少しは感じる，②はっきりと感じる，③非常に強く感じる．「回避」の 4 段階→⓪全く回避しない，①回避する〔確率 1/3 以下〕，②回避する〔確率 1/2 程度〕③回避する〔確率 2/3 以上または 100％〕）．
〔朝倉聡，ほか：Liebowitz Social Anxiety Scale（LSAS）日本語版の信頼性および妥当性の検討．精神医 2002：44；1077-1084 より〕

ル依存，パニック障害などを引き起こす原因になるとされ，自殺企図の合併もあるので注意が必要である．

5）パニック障害（パニック症）

きっかけもなく突然激しい症状が出現し，死んでしまうのではないかとパニックに陥る，という障害である．小児期には一部の症状のみであったり，分離不安障害限局性恐怖症とされ，思春期以降に診断されることがある．

症状としては，動悸，頻脈，発汗，ふるえなどの自律神経刺激症状が基本であり，突発的に出現し数分間で最強となる．数分間の発作が何度も繰り返すほか，息苦しさや胸部不快感，悪心，腹部不快感など胸部・腹部に関する症状，めまい，異常感覚，現実感消失など精神状態に関係する多様な症状を呈する．

発作の間には予期不安が出現するが，発作中にみられる恐怖と身体症状は伴わない．社交不安障害は対人場面がきっかけとなるが，パニック障害は何のきっかけもなく突然，不安発作に襲われる．

6）広場恐怖症

逃げることが困難（または恥ずかしくなってしまう）かもしれない場所や状況が生じた場合，助けが得られないと考えて不安を強く感じ，それを回避するという障害である．家の外でひとりになるときに非常に強い不安をもつのがその典型例であり，人混みや乗り物，橋をわたるなど様々な場面を回避することがみられる．思春期の不登校の要因としても重要である．

7）全般性不安障害（全般不安症）

様々なことに対して一貫して過剰でコントロールできない不安をもつ障害である．有病率は2～4％と推定され，学童期から出現する．男女比は，思春期以前には等しいかわずかに男児が多く，青年期には女子のほうが多くなる．他の精神疾患との併存が多いこと，また家族や健康，経済的問題，学業・仕事上の問題など，2つ以上の活動または出来事についての過剰（非現実的）な不安が最も特徴的である．

症状は多彩で，落ち着きのなさ，緊張感・過敏や筋肉の緊張のほか，不眠や疲労感，集中困難などを伴うこともある．元来，恥ずかしがり屋で自己懐疑的，自己批判的であり，習癖異常を示すこともある．様々な身体症状を呈しやすいため，過剰な内科的検査が行われがちである．

8）その他

薬物や身体疾患によって不安が惹起されていることもあるため，事実関係の確認とその因果関係を専門家に確認することが必要である．

4. 対応と治療

1）症状の正しい理解と認識の向上

「不安は精神力（根性）で克服できる」「成長すれば治る」「怖がりは根性がないためだ」などの古くからの誤った考えがいまだに広く信じられている．不安に悩んでいる子ども自身すらもこの考えにとらわれており，非現実的な不安を抱えながら成長していくことで，将来的な展望をもてないのも実情である．

一方で，前述した通り不安障害は小児の精神神経疾患の中では最も頻度が高いにもかかわらず，破壊的な行動や明らかな発達の障害がないため，学校関係者はもとより医療機関においても見逃され，十分な治療が受けられていない．また身体症状として出現することが少なくないため，過剰な検査や対症療法が長期間行われるのみである．

子どもにかかわる職種の人が，不安障害の概念や有病率の高さについてまず認識をもつことが必要である．過剰，非現実的な不安を持ち続けている子どもがいたら，不安障害の可能性を考え，年齢を考慮しながら心気的な訴えや行動が不安障害によるものかどうかを判断する．

2) 精神療法と薬物療法

治療としては，①両親と子どもへの情報のフィードバックと教育，②医師・心理士と学校関係者との協力，③行動療法，カウンセリングなどの精神療法，④薬物療法などがあげられる．強迫性障害などいくつかの不安障害については薬物治療のエビデンスが存在し，保険認可されている．また，それぞれを単独で行うのではなく，環境を整備し，精神療法と薬物療法を組みあわせることが原則である．薬物治療は少量では効果が上がらず適宜増量を行うが，できるだけ薬に頼りたくないと考える多くの家族や本人に対して，十分な説明と同意を要することもある．

不安障害は頻度が高いこと，症状が看過されていること，患児自身が誰にも相談できずに悩んでいること，自然寛解は必ずしも期待できず治療を要することを改めて認識したうえで，適切な方法を考えるべきである．

2　強迫性障害（強迫症）

POINT！

1　強迫性障害は，自分でもその内容が無意味・不合理でばかばかしいと思っていても自己の意志に反して繰り返しわき上がる思考（強迫観念）と，不合理と思う行為や衝動を実行する行為（強迫行為）に基づく．

2　強迫症状は，学齢期から青年期に出現することが多い．

3　強迫関連障害には，醜形恐怖症など「とらわれ観念」が中心のものと，抜毛症など「繰り返し行動」が中心のものとがある．

4　強迫症状には，チックなどの発達障害や，不安障害・ストレス関連障害の症状が出現することもある．

5　治療は精神療法（曝露反応妨害法）と薬物療法を併用することが多い．

1. 強迫性障害および関連障害とは

　DSM-Ⅳでは「不安障害」として分類されていたが，DSM-5 では新たに「強迫症および関連症群/強迫性障害および関連障害群」として別カテゴリーで独立した．不安関連障害の構造を図1 に示す．強迫性障害は，とらわれ観念（cognitive）あるいは，繰り返し行為（motoric）を共有する連続した一群と位置づけられている．強迫観念や不安増強にかかわる認知的プロセスが明確で典型的なものを「cognitive タイプ」，行動的抑制障害が目立つものを「motoric タイプ」として特徴づけられる．

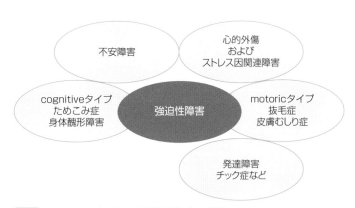

図1　DSM-5 における不安関連障害の構造
〔松永寿人：DSM-5 における強迫スペクトラムの動向 小児精神神経障害を中心に．小児の精と神 2015；54：313-321 より改変〕

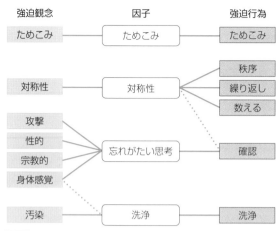

```
強迫観念              因子            強迫行為

ためこみ ─────── ためこみ ─────── ためこみ

                                        秩序
対称性 ─────── 対称性 ───── 繰り返し
                                      数える

攻撃
性的
宗教的 ─────── 忘れがたい思考 ┄┄┄┄ 確認
身体感覚

汚染 ┄┄┄┄ 洗浄 ─────── 洗浄
```

図2 強迫観念と強迫行為の因子構造

〔Bloch M, et al.：Meta-analysis of the symptom structure of obsessive-compulsive disorder. Am J Psychiatry 2008；165：1532-1542 より改変〕

2. 強迫性障害（強迫症）

1）概念

　自分でもその内容が無意味・不合理でばかばかしいと思っていても，自己の意志に反して繰り返しわき上がる思考を「強迫観念」という．また，自分でも不合理と思う行為や衝動を抑えられず実行することを「強迫行為」という．強迫性障害とは，強迫観念とそれに基づく強迫行為のため，日常生活に支障をきたす状態を表す．強迫症状の特徴としては，自分ではやりたくないと思っていること（自我異質性），そしてその不合理性を自覚していることがあげられる．

2）疫学と病因

　学齢期から青年期に多く，成人でも2～3％と高率である．発症年齢は，10歳前後と20歳前後の2つのピークをもち，成人の強迫性障害においても約80％は18歳以前に強迫症状が出現している．小児期には男児に多い傾向がある．

　自分でもその考えや行為が不合理であるとわかっているため，自ら積極的に相談することが少なく，仮に気づいていても重要視していないと思われる．したがって，治療が開始されるのは症状が出現してから平均10年以上経過して

いるといわれている．

　脳の前頭葉や大脳基底核の機能異常が示唆されている．症状は心理社会的要因により変動することがあり，強迫関連障害スペクトラムとして因子別に治療されることもある．強迫性障害は薬物治療の適応と考えたほうがよいであろう．図2に強迫観念と強迫行為の因子構造を示す．

3）症状

　小児期の強迫行為の内容は成人と差がないことから，心理的な因子よりも生物学的な原因が中心であろうと推測されている．多くは5～6歳頃から出現し，10歳前後から急激に増加する．以下にそのおもな行為，観念を示す．

①汚染に関する強迫観念と洗浄行為

　これが最も多く，不潔なものとの接触から逃れるため，手を洗う/歯を磨く/入浴をするなどの行為を繰り返したり長時間行ったりする．

②確認行為

　戸締まりや鍵のかけ忘れ，忘れ物などを何度も確認する．家族にも執拗に言葉で確認することが多く，家族が疲弊することもある．

③儀式的に繰り返される行為

　ドアの出入り，椅子から立ち上がったり座ったり，同じ所を必ず通っていくなど．

表1	強迫性障害を疑う子どもに対する質問事項
1	何かものを触った後に，手を洗ったり，体を洗ったりしないと気になりますか
2	鍵を締め忘れていないか，忘れ物をしていないかなど，何回も確認することが多い方ですか
3	学校に行く準備や，食事や寝る準備をするときに，他の人よりも時間がかかりますか
4	きちんと整理されていないと気になる方ですか
5	やめようと思ってもやめられない癖（ドアの出入り，数を数えたり数にこだわったりする，縁起をかつぐなど）がありますか
6	他人に迷惑をかけないか，食べ過ぎないかなど，いろいろな心配が繰り返し起こりますか

〔古荘純一：強迫性障害. 古荘純一，新小児精神神経学 第2版. 日本小児医事出版社，2009：69-72 より改変〕

④不潔なものと接触を避ける行為

ドアや電車のつり革などを直接触ることができない.

⑤物事の順番や配置にこだわる行為

左右の非対称性や，長さの違いが異常なほど気になる.

⑥何かに触っていないと不安になるような行為

ペン，リモコンなど身近なもの.

⑦収集癖

ものを捨ててしまうととんでもない不都合なことが起こるという強迫観念から，ありとあらゆるものを捨てられず保存する.

⑧計算癖

数字に対する強迫的な考えのため，すべての数字を常に足してしまうなど.

⑨回避行為

自分の行動が人間や動物その他の環境によくない影響を及ぼすという強迫的な考えから，様々なことを回避してしまう.

前述したように，強迫観念は本人もその考えがおかしいと思っているため，自らその症状を訴えることはまれであり，ゆえに発見が遅れることが多い. 様々な心気的症状をもっている子どもに対しては，不安に基づく障害，特に強迫

性障害を考えて，表1に示すような質問を行ってみることが有効である.

4) 合併症

強迫性障害は併発精神疾患が多く，特にうつ病，社交不安障害が高率とされる. 小児では，不安障害や気分障害，チック症，ADHD などを合併しやすい.

小児の強迫性障害では約60%が何らかのチック症を有したことがあり，約15%がトゥレット症の診断基準を満たすという. また，小児では約30%が ADHD の診断基準を満たすともいう. ASD では高率に反復行動を示し，強迫性障害との違いも報告されているが，実際には ASD のこだわり行動と強迫症状との線引きは容易ではなく，本人の苦痛がうかがわれる場合には，治療上は強迫性障害に準じて対応したほうがよいこともある. 併発する行動上の問題としては，不登校と家庭内暴力が多い.

5) 治療

特異的な治療としては，認知行動療法と薬物療法があげられる.

認知行動療法は，強迫性障害では曝露反応妨害法（エクスポージャー）が中心である. これは，あえて反応を招く場面に直面させ（曝露），不安になってもそれを我慢する（反応妨害法）というもので，これを繰り返すことにより次第に不安を軽減させるものである. また，家族を巻き込んで悪循環を形成していることがあるため，家族指導や環境調節も重要である.

薬物治療には，選択的セロトニン再取り込み阻害薬が用いられるが，精神療法と薬物療法を組みあわせる治療が中心である.

6) 経過と対応

治療法の進歩により，大部分の小児は改善するようになった. 発症のきっかけが明確なものは比較的治りやすいが，発達上の問題がある場合には，強迫症状も適応することも良好でない

ことがある．中でも，チック関連強迫性障害と
よばれる強迫性障害にチックを伴うと特有の臨
床像を示すものや，トゥレット症に併発する
例，ASD の中核症状との重なりでは，難治なこ
とがある．また，治療開始の遅れがその後の適
応を悪くすること，統合失調症や気分障害に発
展することなどがある．

■ 3. 醜形恐怖症

1) 概念

　他人からすると奇妙ではないのに，本人は自
分の体形がひどく醜く劣っていると思い，その
結果，周囲の人たちに不快感を与えている，軽
蔑されていると思い込んでしまう病的な状況で
ある．

2) 疫学と病因

　好発年齢は思春期～青年期に多いとされてい
るが，発症には遺伝や家族的な要因は指摘され
ていない．病因は特定されていないが，本人の
素因に加えて，養育環境で過剰な干渉があっ
た，良好な親子関係が作れなかったなどが関係
したり，身体的特徴を取り上げていじめを受け
たことがきっかけになることもある．

3) 症状

　客観的評価と大きくかけ離れて自分自身が醜
いと悩み，そのために普通の社会生活ができな
いことが特徴である．様々な併存症や合併症が
みられる．その訴えのために頻回の美容形成外
科を受診し手術を受ける場合や，自分の容貌に
関して深刻な問題を抱えていても訴えることを
せず一人で悩み，不登校やひきこもりに陥る場
合もある．ほくろやシミといった，ある程度訴
えを裏づける場合があるが，一般的には過剰な
訴えであり，通常であれば気にならない程度で
ある．

　うつ病の 2～3% に同じような訴えがあると
されている．また，摂食障害も，不健康なほど
痩せているにもかかわらず本人はまだ痩せなけ

ればならないと思っているような，自分の体形
についての歪んだ考え（ボディイメージの障害）
があり，醜形恐怖症/身体醜形障害の本質と同
じと考えられるかもしれない．

4) 対応

①否定せず自己評価を促す

　多くの場合，容姿はむしろすぐれていると見
なされることも少なくないが，その訴えを否定
するだけでは治療の意味をなさない．背景に
は，認識に関しての強迫的思考がある（図2）．
　自分の理想とするレベルが高すぎて，自分の
容姿がそれに到達していないと悩む，あるいは
自分の容姿の中に容認できない部分があり，そ
れを自他ともに認められるように改善せねばな
らないと必死に努力を繰り返す．それが過剰な
考えであるとわかっていても振り払うことがで
きず，その考えを解決するために外科手術を求
めたりする．したがって，彼らの訴えは安易に
否定せず，話に耳を傾けながら自分自身の評価
を高めるように配慮していくことが重要である．

②薬物療法

　必要に応じて，抗不安薬や抗うつ薬を対症療
法的に用いることもある．訴えが執拗で妄想に
近い場合は，統合失調症を含めて鑑別診断が必
要である．

■ 4. ためこみ症

　ためこみ症は，従来は強迫性障害の 1 タイプ
とされていたが，DSM-5 では単独で分類され
ることになった．「不必要であり，置く場所がな
いにもかかわらず過度の品物を収集する行為を
止められず，所有物を捨てることが困難な状態
に陥っている」場合である．

　しかし，その判断はあいまいで，収集行為は
時代変遷の中で表現型を変えながら多彩や対象
や様式があることが推測され，これを病的と判
断する基準やためこみ行為との関係などは今後
の検討課題とされている．

　DSM-5 では，障害の本質はためこむという

行為ではなく，過度の収集にとらわれる・こだわるという「cognitive タイプ」に分類されている．さらに臨床的に問題とされている，動物の多頭飼育やごみ屋敷とためこみ症の関連，ASDの興味・関心の限定との関連についても，検討がされるべきだろう．

5. 抜毛症

　抜毛症とは，自ら体毛を抜くことを繰り返して明らかな体毛喪失部位が出現するものである．体毛を抜くことに葛藤を感じ，やめよう減らそうと繰り返し試みるが抜毛行為は持続する．抜毛行為は，親しい家族を除き他人の前では行わないが，その衝動にかられると人目を盗んで抜くこともある．頭髪が最も多いが，眉毛や四肢の体毛など全身に広がることもある．皮膚科的な脱毛症と異なり，正常部位との境界が不鮮明，形も不整形で，脱毛のある部位には長さの異なる体毛がまばらに残存している．

　学童期までは性差は明らかでないが，思春期以降は女性に多い．平均発症年齢は 11 歳であり，男性 1：女性 10 という報告がある．女性のほうがより目立ちやすいという社会学的要因とも関連している可能性がある．持続する場合は，衝動的な行動を抑えられず，外見的にも頭髪のない部分が目立つようになる．最も外見を気にする思春期の女性に多いことは，その内面的な葛藤が強いことが予想される．

　治療には，薬物治療や精神療法を施行する．選択的セロトニン再取り込み阻害薬（SSRI）が有効という報告があり，強迫性障害に関連した病態も推定されている．

Ⅳ章

各論—その他の精神疾患

3 ストレス関連症（トラウマなど）

POINT！

1 トラウマとは，当人の対処能力を超えた出来事に対する精神反応である．

2 愛着障害の診断は，DSM-5 では，反応性アタッチメント障害と脱抑制型対人交流障害となる．

3 心的外傷後ストレス障害（PTSD）は，強い外傷体験の後に出現する侵入症状，回避症状，認知と気分の陰性の変化，覚醒度と反応性の著しい変化の症状で診断される．

4 発達性トラウマ障害とは，虐待を受けることにより生じる多彩な臨床症状を縦断的に見ていくもので，青年期以降の複雑性 PTSD の診断に類似する．

1. トラウマ

　トラウマは「心的外傷」と訳され，当人の対処能力を超えた出来事を経験し，その後様々な心身の不調が持続的に現れる精神反応のことを指す．

　戦争や自然災害，犯罪被害などで身体的外傷に伴うことを中心に研究がなされてきたが，ハラスメントや事故の目撃など，自身の身体的な外傷を伴わない場合でも起こるため，「出来事」の基準があいまいである．さらに，精神発達途上の小児に対し，成人と同じ概念を用いることについても，十分に議論されてきたわけではない．

　よい愛着形成はトラウマ耐性を作るが，虐待などで愛着形成に問題を残すと，些細な刺激がトラウマとなり，「易トラウマ性」をもつことになる．小児において愛着とトラウマは密接に関連するため，子ども特有のトラウマを理解する必要がある．

2. トラウマによるさまざまな病態

1）愛着障害と愛着問題－トラウマ複合（ATC）

　愛着障害も ATC（attachment problems-trauma complex）も診断名として用いられていないが，愛着障害は一般に，ATC は日本のトラウマの臨床研究家に，用いられる用語であるため解説を加える．

①愛着障害

　愛着対象を失うことは，それが死別であれ離婚・離散であれ，子どもにとっては大きなストレスとなる．それまでの愛着形成がよい場合は，新たに養育してくれるよい対象者が現れれば，信頼関係を形成して新しい安全基地（養育者のこと．自立歩行が可能になった子どもが，時折養育者のところに戻ってきて皮膚感覚で安全を確かめ，再び探索行動を起こすことを保証する人のこと）を得ることもできる．しかし愛着形成に問題がある場合は，喪失した愛着対象者への複雑な感情が残り，新たな養育対象者と信頼関係を形成することは容易ではない．

　愛着障害の基本概念は，安心・安全の得られ

表1 愛着障害のある子どもの特徴

1	対人関係を築けない
2	情動のコントロールができない
3	子どもの社会的な行動の支えがない．倫理観を持てない
4	自尊感情を育めない
5	トラウマを乗り越えられず，新たなトラウマに発展しやすくなる
6	精神面の二次合併症を予防できない．併存精神障害への発展

ない状態で育った子どもの状況のことである．

愛着障害の臨床的特徴を表1に示す．

②**愛着問題－トラウマ複合（ATC）**

奥山が提唱した概念である．愛着の歪みがあって安全基地がよい形で形成されない易トラウマ性をもつ子どもが繰り返しトラウマを受けるとさらに他者を信じられなくなり，愛着形成に障害が生じる悪循環ができあがっていく状態のことである．後述する複雑性PTSDや発達性トラウマ障害に類似した概念で，臨床経過を示したものである．

また，ATCの特徴を表2に示した．本来の愛着対象者である養育者が自身を守ってくれないため，人間不信が強くなり，身近な人への基本的信頼そのものが育たない状況になる．自分のことは自分で守らなければならない．

表2 虐待と愛着問題－トラウマ複合の特徴

1	トラウマを受ける対象が子どもである
2	トラウマ体験が繰り返される
3	人間関係への信頼を崩す
4	本来自分を守ってくれるはずの大人からのトラウマ体験である
5	自分だけ，もしくは極めて限られた子どもに選択的に起こるトラウマである
6	トラウマを受ける状態が日常である
7	トラウマを癒す場が欠如している
8	子どもの発達への影響が大きい
9	ADHD like syndrome

〔奥山眞紀子：虐待と愛着問題　トラウマ複合（ATC）．奥山眞紀子，ほか（編）．子どもの心の診療医になるために．南山堂，2008；198-202より改変〕

2）愛着障害

● 概念

すべての対人的状況で，子どもの反応性が持続的に著しく障害されていることをいう．虐待を受けた小児にみられる．

● 疫学と病因

養育者自身に大うつ病や精神病，物質乱用あるいは精神遅滞が存在することがあるが，必ずしもその状況下で自動的に反応性アタッチメント障害/反応性愛着障害が生じるわけではない．

脳科学研究では，虐待を受けた子どもには様々な脳障害を示唆する所見が得られており，動物実験では，生後早期に母子分離したラットは攻撃性が増し，ストレス脆弱性および遺伝子異常が発現しやすくなる．これらの知見から，虐待やネグレクトを受けることで，脳に機能的・器質的変化が生じる可能性が推測される．

● 症状

5歳以前に出現し，虐待のほか，養育者の欠如や度重なる交代といったことが影響するとされている．反応性アタッチメント障害/反応性愛着障害と脱抑制型対人交流障害に分けられる．

反応性アタッチメント障害は過度の警戒心，矛盾した行動が認められる．子どもの養育者に

対する反応としては，接近と回避，気楽にさせようとすることへの抵抗，冷ややかな警戒心をあらわにすることなどがあげられる．

脱抑制型対人交流障害（Disinhibited Social Engagement Disorder：DSED）は DSM-5 で新たにカテゴリー化され，重要度が増した．それほどよく知らない人間に対しても過度の馴れ馴れしさを示すなど，愛着の対象を選ぶことをしないという特徴がある．

小児期早期では，その年齢で期待される社会性の発達が達成されていない．生後 2 か月では追視や反射性微笑の欠如，生後 5 か月では抱き上げてもらおうと手を伸ばすことをしない，生後 8 か月では親に対して愛着や接触を求めるようなはっきりした行動を示さず，抱っこされることに対する抵抗を示す，などである．

反復的ないし常同的な行動パターンが認められないことで，ASD の対人性の障害と区別することができる．

なお，基本的な考え方は，ASD の対人性の問題は生得的要因，アタッチメント障害/愛着障害は後天的要因であるが，両者が混在，あるいは区別がむずかしいことも少なくない．

● 対応と治療

基本的な内科的治療，十分な養育の提供，親の教育と精神科的治療がしばしば必要となり，法的な介入が適用される場合もある．内科的介入と精神科的介入を組みあわせる場合は，入院適応となることが多い．入院や治療により著明な臨床的改善がみられることで診断を確定できるが，逆に改善が思わしくない場合は，その他の障害の存在や治療前に身体的損傷を伴う内科的合併症が生じていたことを考慮する必要がある．

適切な支援が得られれば，改善が期待できる．介入が遅れれば，たとえ体の成長が改善しても，情緒的な問題や発達の遅延が残る場合がある．

3）トラウマと虐待

戦争や災害によるトラウマは，その地域の人間に共通して起こり，トラウマを受けた者同士に連帯感が生じることなどもあるが，虐待は基本的にその子どもやきょうだいなどだけに起こる特異的なトラウマであり，連帯感や周囲からの援助は受けにくい．

トラウマ状態が日常でかつ，トラウマを癒す場の欠如があるため，発達に様々な影響があることが脳画像などの所見からも明らかになってきた．

被虐待児が ADHD 児と類似した行動をとることがあり，ADHD like syndrome とよばれることがある．しかし，被虐待児の ADHD 症状は，外傷体験から自分を守るための生理的反応であり，ADHD の子どもと比べて，場面により症状が大きく変化し一貫性がない．

4）逆境的小児期体験（ACEs）

トラウマによる傷つきの要因はさまざまであるが，幼少期の体験は人生に大きな影響をもたらすことが明らかにされている．「逆境的小児期体験（Adverse Childhood Experiences：ACEs）」に関する研究では，18 歳までの虐待や家族の機能不全といった出来事を数多く体験するほど，成人期以降の心身の疾患や社会適応の状態を悪化させ，暴力の連鎖や寿命の縮小につながることが明らかとなっている（図 1）．この ACEs 研究は，幼少期の体験が長期にわたって影響をもたらすことを示すもので，現在起きている行動や症状を過去のトラウマ体験から理解するトラウマインフォームドケアのアプローチの根拠にもなっている．

安全ではない環境に置かれた子どもは，常に危険に備えて覚醒レベルをあげて対応するよりほかなく，結果的に，身体的・社会的な成長に使うべきエネルギーを浪費してしまい，脳や神経系の発達への深刻なダメージを被るのである．特に被虐待体験におけるトラウマは，日常生活のなかで生じることが大きな特徴である．

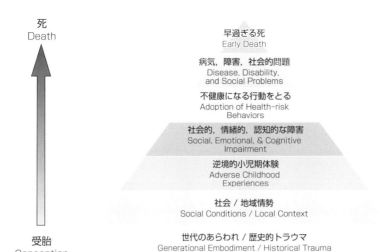

図1　逆境的小児期体験が生涯にわたり健康とウェルビーイングに影響する仕組み
〔アメリカ疾病予防管理センター（https://www.cdc.gov/violenceprevention/aces/about.html）より引用，訳〕

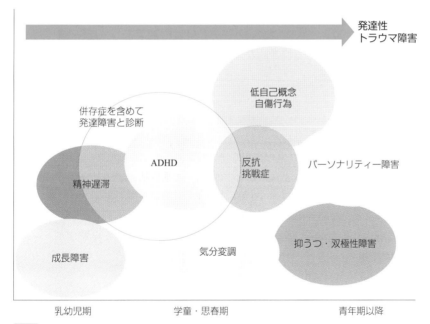

図2　被虐待児の診断名の変遷
発達性トラウマ障害は縦断面の診断概念．DSM は横断面（受診時点）の診断で，年代とともに複数の診断がなされる．
〔杉山登志郎：子ども虐待という第四の発達障害．学研プラス，2007 より引用，一部改変〕

このような反復的で慢性的なトラウマを体験した子どもたちは，学童期には多動性行動障害，青年期には解離性障害や非行，成人期には解離性同一性障害や薬物依存など，障害名を移り変えて生涯にわたって困難さを持続させることが知られている．これは，長期にわたるトラウマが分子レベルで神経生物学的な変化を引き起こすためだと考えられており，こうした多彩な臨床像の推移を包括的に捉えるために「発達性トラウマ障害（development trauma disorder：DTD）」

（図2）が提唱された．特に中心的な特徴として
あげられるのが，感情調節の困難さである．心
の中に自らを慰め落ち着かせてくれるアタッチ
メント対象を育めなかった子どもは，感情を爆
発させるか締め出すかという選択をとらざるを
得ず，それゆえにさらなるトラウマに晒される
危険性があることは留意しておきたい．なお，
DTD は診断名として採用されていないが，その
重症なものは後述の複雑性 PTSD とほぼ一致す
る病態である．感情調節の困難さのほか否定的
な自己概念と対人関係の構築困難が診断基準に
あげられており，これからの臨床診断としては
複雑性 PTSD が用いられるだろう．

3. 心的外傷後ストレス障害（post-traumatic stress disorder：PTSD）

概念

　強い恐怖体験に引き続いて生じる特徴的なス
トレス症状群である．

疫学と病因

　成人では，トラウマ体験に曝露された場合，
急性ストレス反応を生じ，さらに PTSD に発展
することが示唆されている．子どもでは，身体
的あるいは情動的な外傷を受けた場合，PTSD
に発展するが，報告にかなり幅があり，個人の
もつ要因が発症とかかわっている可能性が示唆
されるため個別的な観察が必要とされる．
　仮説として，基本的信頼の崩壊，認知情報の
過剰な負担，通常であれば何でもない刺激が不
安を拡大するメカニズムなどがあげられてい
る．PTSD の発現と持続には，コルチゾールな
どのホルモンの分泌や自律神経の調節機能に変
化が起こり，二次的に発達や認知機能の異常を
きたすなど，神経発達的因子の関与も想定され
ている．

出来事の基準

　災害，暴力，深刻な性被害，重度事故，戦闘，
虐待など．そのような出来事に他人が巻き込ま
れるのを目撃することや，家族や親しい者が巻
き込まれたのを知ることも含まれる．また災害
救援者の体験もトラウマとなりうる．伝聞によ
るトラウマ体験は近親者あるいは養育者に生じ
たものに限られており，特にメディア・画像を
通じてのトラウマへの曝露は除外されている．
子どもは大人よりも圧倒的に社会的に弱い立場
にあり，また神経系の発達途上にあることか
ら，トラウマ体験が起こりやすい一方で症状が
あいまいであるため，子どもの出来事の基準に
ついては今後検討を要する．

症状

①侵入症状

　トラウマとなった出来事に関する不快で苦痛
な記憶が突然蘇ってきたり（フラッシュバック
現象），悪夢として反復される．また思い出した
ときに気持ちが動揺したり，動悸や発汗などの
不安による身体反応を伴う．子どもの場合に
は，全般的な活気の乏しさやトラウマに特徴的
な遊び（地震や津波を模倣したものなど）の存
在を通じて，再体験症状を評価することが可能
である．

②回避症状

　出来事に関して思い出したり考えたりするこ
とを極力避けようしたり，思い出させる人物，
事，状況や会話を回避する．子どもの場合は退
行現象(赤ちゃん返り)がみられることが多い．
それまで自立してできていたことができなくな
り，親から離れられない分離不安症状が強くな
る．新しい体験をさけてひきこもろうとするこ
とや，時間感覚や視覚などの知覚異常も指摘さ
れており，無表情であったり，喜びを感じられ
なくなることもある．

③認知と気分の陰性の変化

　否定的な認知，興味や関心の喪失，周囲との
疎隔感や孤立感を感じて，陽性の感情（幸福，
愛情など）がもてなくなる．

④覚醒度と反応性の著しい変化

　トラウマ体験から自分を守るための生理的反

表3 DSM-5 における 6 歳以下の子どもの PTSD の診断基準

A. 6 歳以下の子どもにおける，実際にまたは危うく死ぬ，重傷を負う，性的暴力を受ける出来事への，以下のいずれか 1 つ（またはそれ以上）の形による曝露：
(1) 心的外傷的出来事を直接体験する
(2) 他人，特に主な養育者に起こった出来事を直に目撃する
　　注：電子媒体，テレビ，映像，または写真のみで見た出来事は目撃に含めない
(3) 親または養育者に起こった心的外傷的出来事を耳にする

B. 心的外傷的出来事の後に始まる侵入症状

C. 心的外傷的出来事に関連する刺激の持続的回避，または認知と気分の陰性の変化

D. 心的外傷的出来事と関連した覚醒度と反応性の著しい変化

E. 障害の持続が 1 カ月以上

F. その障害は，臨床的に意味のある苦痛，または両親や同胞，仲間，他の養育者との関係や学校活動における機能の障害を引き起こしている

G. その障害は，物質または他の医学的疾患の生理学的作用によるものではない

〔日本精神神経学会（日本語版用語監修），髙橋三郎・大野裕（監訳）：DSM-5 精神疾患の診断・統計マニュアル．医学書院 2014：271-272 より作成〕

応である．安心感を失って，臨戦態勢を崩せなくなった結果，怒りの爆発，向こう見ずな行動，過度の警戒，過度な驚愕，不眠・集中困難などの症状が現れる．

診断

前記の症状が 1 か月以上持続し，それにより顕著な苦痛感や社会生活，日常生活の機能に支障をきたしている場合に診断される．その出来事が起こった前後での日常生活の大きな変化に留意する．子どもでは，異常に甘える，外出したがらない，かんしゃくを起こしやすいなどの様子にも注目する．

子どもの PTSD

DSM-5 では 6 歳以下の子どもの PTSD は別カテゴリーとなり，診断基準も成人とは異なるものとなった（表3）．障害の持続が 1 か月以上であり，臨床的に意味のある苦痛や家族関係や学校での機能障害を引き起こしていること，その障害は物質や他の医学的疾患の生理学的作用に

よるものではないことなどは，成人の診断基準と同様である．対応と治療については Ⅶ章「6 虐待防止とトラウマケア」p.160 を参照されたい．

4. 発達性トラウマ障害と複雑性 PTSD

1) 発達性トラウマ障害

発達性トラウマ障害とは，ベッセルヴァンデアコーク（Bessel van der Kolk）が 2005 年に提唱した概念で，虐待を受けることにより脳に機能（器質）的変化が起き，臨床的に知的障害 ADHD，うつ病，解離†，気分障害など多彩な精神疾患が併存して起きてくることを縦断面の診断としてとらえたものである．杉山登志郎も 2007 年の著書『子ども虐待という第四の発達障害』で，発達につれて 1 人の子どもが診断のカテゴリーを渡り歩く，発達障害と愛着障害の「異形連続性」について述べている（図2）．

2) 複雑性 PTSD

複雑性トラウマは，ICD-11 に採用された診

---

† : 意識の断裂．

断名で PTSD の症状に加えて，"disturbances in self-organization"（自己組織化の障害であるが，意訳をすれば自己認識を統一することができないという意味）として，(1) affective dysregulation（AD：感情調節の変動），(2) negative self-concept（NSC：否定的な自己概念），(3) disturbances in relationships（DR：他者との関係の障害）があげられている．

具体的な症状としては，抑うつを基盤とした気分の変調，かんしゃく，イライラの爆発，希死念慮，日常的な記憶の断裂，日常的なフラッシュバック，生活リズムの混乱，睡眠障害，慢性疼痛などが認められる．重症例では解離性同一性障害もみられる．自分自身を客観的にとらえられず，自尊感情が低く，小児期の人格形成がスムーズにいかず，成人期に境界性人格障害に類似した様相を呈する．

5. 急性ストレス障害

症状がトラウマ（心的外傷）体験直後からはじまり，少なくとも 3 日間続き，長くても 1 か月間の場合に診断される．この場合も PTSD と同様メディアや画像を通して体験したことは前提基準に含まない．症状は PTSD の症状に類似するが，急性ストレス障害から PTSD への進展については細かい記載はない．

6. 適応障害

概念

ストレス因により引き起こされる情緒面や行動面の症状で，社会的機能が著しく障害されている状態．旧来は，大うつ病にも気分変調症にもあてはまらず，明確なストレス因を同定できたもののみ適応障害と診断することになっていたが，DSM-5 では，ストレス関連障害に分類さ

れた．

症状

ある特定の状況や出来事が，その人にとってとてもつらく耐えがたく感じられ，そのために気分や行動面に症状が現れる．たとえば憂うつな気分や不安感が強くなるため，涙もろくなったり，過剰に心配したり，神経が過敏になったりする．また無断欠席や無謀な運転，けんか，物を壊すなどの行動面の症状がみられることもある．発症は通常生活の変化やストレス性の出来事が生じて 1 か月以内であり，ストレスが終結してから6か月以上症状が持続することはない．

対応と治療

ストレスとなる状況や出来事がはっきりしているので，その原因から離れると，症状は次第に改善するが，ストレス因から離れられない，取り除けない状況のことも多く，症状が慢性化することもある．そのような場合は，カウンセリングを通してストレスフルな状況に適応する力をつけることが有効な治療法となる．

経過と予後

適応障害と診断されても，5 年後には 40％以上の人がうつ病などの診断名に変更されている．つまり，適応障害は実はその後の重篤な病気の前段階の可能性もある．

ストレス因があり，不登校，ひきこもり状況を呈した子どもや青年に，適応障害の症状がみられることが多い．しかし，不登校やひきこもりには，欧米とは異なった日本の社会・文化背景があることやこのような人が精神科を受診することはまれであることから，その相違点について分析すべきであるが，まだ分析されていない．

4 うつ病とその関連

POINT！

1 小児のうつ病は，抑うつ感情の訴えが乏しい一方でイライラ感が強く，頭痛や腹痛などの身体症状が前景に現れることが多い．

2 小児期に頭痛や腹痛などの身体症状を繰り返す起立性調節障害と診断されている人が，青年期以降うつ病と診断されることが多い．

3 小児期に発達障害や不安障害のある人は，青年期以降にうつ病を併発することが少なくない．

4 重篤気分調節症は，病的なかんしゃく発作が主症状である．

1. 概念

眠れない，食欲がない，1日中気分が落ち込んでいる，何をしても楽しめない，といったことが続いている場合（2週間～4週間以上），うつ病の可能性がある．うつ病は，精神的ストレスや身体的ストレスが重なるなど，様々な理由から脳の機能障害が起きている状態であり，ものの見方が否定的になり，自分がダメな人間だと感じてしまうため，普段なら乗り越えられるようなストレスであっても，よりつらく感じられるという悪循環が起きてくる．

2. 疫学と病因

小児の有病率は3％程度，青年期の有病率は10％程度と考えられている．児童期は1：1と男女差を認めず，青年期になると男女差が1：2と女性の割合が高くなり，成人のうつ病とほぼ同じ比率になる．6か月有病率は，12歳以下で0.5～2.0％，17歳までの青年期で2.0～8.0％と報告されている．日本での調査でも，小児の1～5％程度と推測され，年齢が上がるにつれて増加傾向にあるとされる．

神経伝達物質（セロトニン†・ノルアドレナリン††系）の関与や，遺伝子学，心理・社会的要因など複合的な要因について研究されている．

3. 症状

成人と異なり，子どもは抑うつ感情の訴えが乏しく，頭痛や腹痛などの身体症状が前景に現れることが多いとされる．不登校を呈することも多く，イライラした気分が目立つこともある（表1）．

中核となる精神症状には，①興味関心の減退，②意欲・気力の減退，③知的活動能力の減退の3つがあげられる．①は「何をやっても楽しくない」「一番興味をもっていたこともおもしろくなくなった」など，②は「何もやりたくない」「気力が湧かない」など，③は「何も頭に入らない」「考えようとしても考えられない，判断

†：感情や気分のコントロール，精神の安定に関わっている．
††：副腎髄質より分泌され，交感神経を刺激する．

表1 子どものうつ病のおもな症状

睡眠障害	夜眠れない，早く目が覚める
消化器症状	食欲がない，お腹が張る，体重が減った，お腹が痛い
日内変動	朝調子が悪い（不登校と共通）
易疲労感	疲れやすい，だるい，寝ても疲れがとれない
興味喪失	何をやっても楽しくない
気力の低下	何もやる気がしない
集中力減退	イライラする

表2 子どものうつ尺度（DSRSC）の質問内容

1	楽しみにしていることがたくさんある
2	とてもよく眠れる
3	泣きたいような気がする
4	遊びに出かけるのが好きだ
5	逃げ出したいような気がする
6	おなかが痛くなることがある
7	元気いっぱいだ
8	食事が楽しい
9	いじめられても自分で「やめて」と言える
10	生きているのは辛いことだと思う
11	やろうと思ったことがうまくできる
12	なにをしても楽しい
13	家族と話すのが好きだ
14	怖い夢をみる
15	ひとりぼっちの気がする
16	落ち込んでいてもすぐに元気になる
17	とても悲しい気がする
18	とてもたいくつな気がする

この1週間に感じた気持ちについて，3段階に分けた最も近い答えを18項目すべてに答える（3段階→いつもそうだ，時々そうだ，そんなことはない）。
〔Birleson P：The validity of depressive disorder in childhood and the development of a self-rating scale. J Child Psycol Psychiatry 1981；22：47-53/Birleson P, et al.：Clinical evaluation of a self-rating scale for depressive disorder in childhood〔Depressive self-rating scale〕. J Child Psycol Psychiatry 1987；28：43-60/村田豊久：学校における子どものうつ病. Birleson の小児期うつ病スケールからの検討. 最新精神医学 1996；1：131-138 より改編〕

できない」などを訴える．

特にうつ病を考える状況としては，（1）休日や休み期間中であっても同様の身体症状が続く，（2）今まで好きだったことが楽しめない，（3）心因がある場合も心因に対して精神・身体的な症状が大きい，（4）夕方〜夜にかけて症状が軽くはなっても消失しない，（5）朝通学する時間あるいはその前の時間に睡眠障害を訴える（中途覚醒，早朝覚醒）．不登校の場合は昼夜逆転がしばしばみられるが，通学時間は睡眠中であることが多い），（6）うつ的な状態が長期間（2か月以上）持続する，（7）自責の念が強く自殺企図もみられる，（8）中核となる症状が揃っている，などである．

子どものうつ尺度である DSRSC の質問内容を表2 に示す．

4. 合併症

子どものうつ病には，特有の合併症が知られている．素行障害・反抗挑戦性障害（Ⅳ章「7 反抗挑戦性障害〈反抗挑発症〉と素行障害〈素行・非社会的行動症〉」p.87 を参照）は 20〜80％の比率で合併すると考えられ，ADHD は 20〜57％，不安性障害（パニック障害，恐怖症，強迫性障害，心的外傷後トラウマ症候群など）は10〜85％の頻度で合併すると報告されている．

一方，小児期に頭痛や腹痛，倦怠感などの様々な身体症状（不定愁訴ということがある）を繰り返す起立性調節障害（Ⅴ章「4 心身症と神経症」p.103 を参照）と診断されている人は，青年期以降うつ病と診断されることが多いとされる．

5. 怒りを主要症状とする重篤気分調節症

慢性的で持続的な易怒性を示す子どもがいることは多くの臨床家が経験している。大部分が，攻撃性を主要な症状とする一群（VI章「6子どもの攻撃性」p.130を参照）として検討されてきたが，抑うつ障害群の中に重篤気分調節症（Disruptive Mood Dysregulation Disorder：DMDD）という新たな概念が加わり，怒りが主要な症状であることもある。その特徴は，①疫学：男児に多くみられ，6歳以上18歳未満で発症する。期間有病率は2～5％と報告されている。②症状：かんしゃく発作が特徴であり，頻度は週3回以上で1年以上続く。欲求不満に反応して起こり，暴言や自傷，他害，器物破損などの行動が家庭だけでなく2か所以上で認められる。また，かんしゃく発作間欠期も特徴であり，慢性的な易怒性と怒りの気分の持続がほとんど一日中，毎日続く。③診断：ADHDについては併存診断が可能であるが，ADHDの基準を満たした子どものどのくらいの割合に該当するのかは明らかでない。しかし，ADHDの子どもの青年期以降20～50％にうつ病を発症すると報告されていることから，ADHDと診断されている子どもの中に重篤気分調節症の症状が中心の子どもの存在が示唆される。なお，子どもが成長するにつれてこの状態が変化するため，この診断名を青年期以降は使用しない。

怒りの症状を呈する子どもの診断の一つには，重篤気分調節症があげられ，青年期以降になると，双極性障害を呈することやうつ病や不安障害（特に全般性不安障害）に移行していくとされている。いずれにしても，小児期にADHDの診断を満たさない怒りを主要な症状とする子どもには，この疾患概念を念頭におくことが必要である。

6. 対応と治療

成人と比較して，小児はより精神療法的なかかわりが重視され，精神的葛藤と反応を治療の中で取り扱う必要がある。薬物療法には抗うつ薬が効果的であるが，抗うつ薬の臨床治験の結果を総合すると，18～24歳で自殺念慮が出現するため，注意が喚起されている。

早めに治療をはじめるほど回復も早いとされるため，その可能性に気づいたら専門機関に相談し，ゆっくり休養をとることが大切である。

7. 経過

小児期発症のうつ病は発症後1，2年で軽快することが多いが，その後再発することも多いため，注意が必要である。

8. うつ病と関連疾患

小児のうつ病については広く認識されてきた。そもそも，以前は小児に成人を対象とした疾患概念を適応してよいのかという疑問もあったが，現在は少なくとも思春期には症状が出現しうると考えられている。一方，躁状態（気持ちが高揚した状態）や気分変調に関しての小児での報告は様々あるが，広く認識されているとはいい難い。

DSM-5では双極性障害（うつ状態と躁状態をくり返す疾患）をⅠ型，Ⅱ型に大別しているが，その中の気分循環性障害では，小児期についての記載が中心になされている。小児の気分循環性障害患者の長期経過をフォローアップした研究によれば，病気が完全に治る場合や再燃する場合，途中で大うつ病が発症する場合もあることがわかり，その中で20％近くは躁病，軽躁病の症状を思春期に起こす可能性も指摘され，治療を受けることにより，明らかに症状が改善することが報告されている。

5 統合失調症

POINT！

1 統合失調症は，幻覚，妄想を主症状とするが，小児では前駆症状として陰性症状が目立つことが多い．

2 不登校やひきこもりの背景に，診断を受けていない統合失調症が存在することに注意が必要である．

3 治療は抗精神病薬を使用する．また自殺に留意する．

1. 概念

主として若年者に発症し，外的刺激がないにもかかわらず起こる知覚様の体験（幻覚），相反する証拠があっても変わることのない固定した信念（妄想），まとまりのない思考，または異常な運動行動，感情の平板化，思考の貧困または意欲の欠如など，多彩な症状を示す精神疾患である．

2. 疫学と病因

成人では 100 人にほぼ 1 人の出現率であり，この頻度が地域差や男女差に関係なくほぼ一定の割合であることから，遺伝学的背景が発症の重要因子と推測されている．全統合失調症患者の 5％程度が小児期に発症するとされ，思春期～青年期にその前駆症状（発症前にみられる異常）があり，その後発症するものが多いと考えられている．小児期に統合失調症と診断された患者の 80％は，成人期にも統合失調症と診断される．小児では男児に多いとされるが，男児の発症が早いためと考えられる．遺伝傾向が明らかであること，再発や不十分な治療で悪化しやすいこと，発症前から何らかの認知の問題が推測されることなどが指摘されている．

3. 症状

統合失調症には，健康なときにはなかった状態が現れる「陽性症状」と，意欲や感情表現が減るなど，あったものが失われる「陰性症状」がある．小児の場合は，陰性症状が前駆症状であることが多く，情動表出の減少，意欲の欠如，会話量の減少，快感消失，非社交性などがみられる．妄想と幻覚は，成人に比べるとそれほど複雑で込み入ったものではなく，テレパシーや幻視などの知覚様体験をすることが多く，健全な空想遊びとの区別が必要となる．体系化された被害妄想は少ないが，不安が強く，様々な事柄を他者に執拗に確認することが多い．そのため，治療や家族が対応する際に大きな困難をきたすことがある．また，まとまりのない発語や行動は小児期に発症する多くの障害(たとえば，自閉スペクトラム症や注意欠如多動症）で認められるため鑑別はむずかしい．

小児期に発症する事例は，徐々に発症し顕著な陰性症状を示す予後不良の成人の事例と類似する傾向がある．後に統合失調症の診断を受ける子どもでは，非特異的な情動・行動障害と精神病理，知的能力並びに言語能力の変調，ごく軽度の運動発達の遅延を経験していることが多

いとされる．

　陰性症状が存在すると，①気分が落ち込む，眠れない，食欲がない，集中できないなどの抑うつ的変化，②喜怒哀楽を示さなくなるなどの感情の平板化，③疑い深くなったり神経が過敏になるなどの人格の変化，④奇妙な行動や突飛な行動，⑤様々な身体の不調を訴える，⑥些細なことへの執拗なこだわり，強迫症状，⑦対人関係を保てなくなり，感情的になったり疎通性が悪くなるなど，種々の症状が出現する．さらに，不登校や長期間にわたり引きこもるなどの様子もみられる．本人に病識（病気であることの認識）が乏しいため，家族や身近な大人が症状に気付くケースが多い．症状に対して，批判的な発言をしたり，逆に心配しすぎたりすると，かえって回復が遅れる場合がある．早期に専門的な治療を行うことが大変重要である．

4. 対応と治療

　治療は薬物療法が基本であり，抗精神病薬の使用が不可欠である．リスペリドンやアリピプラゾールなど少量で効果が得られる場合もあるが，成人と同量かそれ以上の容量を用いても効果に乏しいこともある．情緒的交流の乏しさから精神療法の実施は困難であるが，病院のデイケア等では，運動療法，作業療法，社会生活技能訓練（SST）などにより，社会生活や対人スキルを練習したり，低下した意欲を高めたりするためのリハビリテーションが行われる．家族介入においては，たとえば家族にも遺伝負因がある場合には家庭の環境調整が困難となり，福祉などの機関と連携したケースワーク†を要することがある．さらに，自殺の危険や拒食，不眠による身体症状の悪化が認められる場合や，家族に極度の疲労が認められる場合には入院加療を考慮する必要があり，困難ケースでは長期の入院を余儀なくされることもある．

5. 経過と予後

　統合失調症は回復可能な疾患であり，長い経過で見ても過半数は回復し，重度の障害が残る場合は20％程度とされる．一方で，小児期発祥の統合失調症においては，一般の子どもと比べて死亡のリスクが12倍であると報告されている．一般の子どもの死亡リスク自体が低いこともあるが，自殺や治療に大量の薬物を使用すること，身体合併症など，様々な要因が関係していると推測される．

---

†：援助を受けなければ物質的，情緒的，性格的な問題を解決することが出来ない人々に対して，援助技術に熟練した専門家が行う個別的援助のこと．

6 食行動障害（食行動症）および摂食障害（摂食症）と排泄症

POINT！

1　神経性無食欲症は，栄養障害による体重の減少だけでなく，骨粗しょう症，無月経，脳萎縮などの問題がみられ，死亡することもある．

2　小児の神経性無食欲症は，体重減少・るいそうを確認する前の体重増加，成長の停止に留意すること．

3　排泄症は，発達障害など他の精神疾患に併存することが多い．

1. 食行動障害

1）異食症

生後18か月を過ぎても食べ物とみられないもの（非栄養的非食用物質．栄養成分のほとんどないダイエット製品は除く）を1か月以上にわたり口に入れる場合に，異食症の可能性を考える．正常発達の子どもにも起こりうるが，知的障害やその他の精神疾患（ASD, 統合失調症，強迫性障害など）の経過中に起こりやすいとされる．ネグレクトなど家族の養育に問題がある場合も少なくないため，家族への指導や支援が必要である．腸閉塞や重金属の中毒などの続発症にも注意を要する．

2）反芻症

少なくとも1か月にわたり食べ物の吐き戻しを繰り返し，吐き戻した食べ物を再び噛んだり飲み込んだり，吐き出したりする状態をいう．通常は生後3～12か月に起こるが，しばしば自然寛解する．一方，知的障害では遷延することも多い．また，ネグレクトやストレスの多い生活環境・親子関係にある場合は，素因となりうる．

2. 摂食障害

1）神経性無食欲症（神経性やせ症）

● 概念

神経性無食欲症は，第二次成長期である10代前半に好発する．本来，身長や体重が増加する時期での発症は体と心へのダメージが大きく，栄養障害による体重の減少だけでなく，骨粗しょう症，無月経，脳萎縮などの問題がみられ，死亡することもある（死亡率1～10％）．近年，発生数の増加と初潮前に発症する低年齢化，さらに拒食症から過食症へ移行する例が増加しているといわれている．

● 疫学と病因

有病率は，10代後半～20代の女性において0.2～0.5％前後で，男女比は5～20：1と圧倒的に女性に多い．好発年齢は10～15歳の前思春期例が増加しており，近年，低年齢化してきている．年齢分布では10代後半～20代前半に分布

---

†：全国からの小児の計測データ（身長・体重）から計算した標準値をもとに作成され，個人の身体的発達を経年的に記録し，その発達の程度に異常がないかを判断するための指標．

し，平均は18歳である．成長曲線[†]を用いた体重増加停止を予備群と考えると，女子の2％程度とも報告される．

①生物学的要因

　脳内のホルモンによる食欲調節物質の異常が考えられている．

②社会文化的要因

　飽食の一方，ダイエット志向が強いという最近の社会的風潮の影響が考えられる．

③性格的要因

　人格発達上の障害の可能性が指摘されている．自分に対する評価・価値感が低く，大人の女性になることへの不安，拒否感がある．発症するまでは，自己主張の少ないいわゆる「いい子」が多い．几帳面で完全主義，強迫的，自己中心的で未熟，内向的で非社交的な性格などが指摘されている．人間関係は不得手なことが多い．

④家庭内の要因

　母親との葛藤をもつ場合が多い．一方で，父親の存在感の欠如がみられることも少なくない．親から見捨てられる不安があり，境界型人格障害の心性をもつ場合もある．

　発症の誘因としては，ダイエットが誘因になっている場合が多いが，心理的ストレスで食べられなくなったり，胃腸炎から食べられなくなって体重が減少し，発症する場合もある．

● 診断

　近年は発症が低年齢化しており，成人の診断基準は小児には用いにくい．小学校高学年〜中学生には，ラスク（Lask）らの診断基準（表1）が用いられている．

①体重へのこだわり

　最近はじまった急激な体重減少と標準体重の85％以下の状態が持続する．症状は，対人関係や学校でのつまずき，ダイエットなど些細なことからはじまる場合が多い．食事と体重，体型への異常なこだわりをもつ（体重などの数値，食事などの予定など）．

表1　神経性無食欲症の診断基準

1	頑固な体重減少（食物の回避，自己誘発性嘔吐，過度の運動，下剤の乱用）
2	体重あるいは体型への異常な認知
3	体重あるいは体型への病的な没頭

〔Lask B, et al. : Review of anorexia and bulimia. J Am Acad Child Adolesc Psychiatry 1999；38：109-110 より改変〕

②食行動

　拒食，少食，食べ物への固執．一方で，隠れ食いや盗み食い，食べることの強制もある．

③病識が乏しい

　やせていることを認めないため治療意欲が乏しく，なかなか治療が軌道にのらない．

④身体

　やせ，低体温，無月経，皮膚の乾燥，産毛密生，脱毛，便秘，浮腫，徐脈，低血圧．

⑤行動精神面

　活動性の亢進（やせているのに異常に運動する），ダイエットハイ（ダイエットによる有能感・爽快感），見捨てられ不安，こだわり，強迫傾向，焦燥感，無力感，無気力，睡眠障害．両価的な気持ち．

⑥浄化行動

　嘔吐，下剤や利尿薬の乱用など．

⑦精神症状

　気持ちが落ち着かず不安定，抑うつ，不安を伴うことが多い．衝動的な自殺念慮，自傷行為なども時に認められる．

⑧検査所見

　身長の伸びの停止，内分泌の異常，脳萎縮，骨粗しょう症など．

● 対応と治療

①早期発見，早期治療が原則

　小児は成長の途上にある．体重減少を指標とするのではなく，正常の身体の発育の停止を治療開始の指標とする必要がある．体重の減少・やせに関する成人の診断基準を用いると，低年

表2	治療目標の説明例
1	低体温であることを説明する
2	脈拍を自分で計らせる（徐脈があり心臓の働きまで弱くなっていることを自覚させる）
3	脳の画像写真をとって説明する（脳が萎縮していることを確認させる．それでも活動性が亢進しているのは脳内の麻薬〔エンドロフィン〕が出てダイエットハイの状態だからであるが，麻薬はいずれ切れていく）
4	ホルモンの分泌にも異常をきたしていることを説明する（女性ホルモン〔エストロゲン〕の分泌がなくなり，子どもの状態ではなく更年期障害と同じ〔体脂肪が25%でエストロゲンの分泌が十分となる〕）
5	成長曲線をみせる（体重だけでなく身長の伸びもまったく止まってしまうことを説明）
6	治療関係を確立する（単純に体重を増やして太らせることが治療ではないことを保証）
7	普通の生活を送る上で最低限としこの体力を保てない状況であることを説明する

齢層では治療開始が遅れ，治療がむずかしくなることが指摘されている．心身症（Ⅴ章「4 心身症と神経症」p.103 を参照）の中でも特に，神経性無食欲症は治療が遅れると生命に危険の及ぶ重篤なものである．

②本人へ事態の危険性を具体的に説明

本人は治療意欲に乏しいために，家族や治療者の前で治療目標の確認をすることが重要である．しかし，ありきたりの説明では困難であるため，表2を参考に図や写真なども用いて説明するとよい．

③家族に対して

前述したように，母親との関係に葛藤をもっていることが少なくない．母親に甘え直し，自分の本音を受け止めてもらうような安心した親子関係の形成を目指すことを説明する．同時に，父親との連携協力を求めることも必要である．家族に対しては，患者の食事や体重などに過度に干渉しないように注意するとともに，家族自身の不安を除くように対応する．また，共感的態度も重要である．

④身体的な治療

基本的には，輸液や薬物療法が必要となる．薬物治療としては，食欲増進剤，ビタミン剤，抗不安薬，抗うつ薬，抗精神病薬などの様々な薬物治療を要することが多い．

安静を優先とする．vital sign（心拍数，呼吸数，血圧などの生命に関係する生理的基礎データ）を測定して説明し，身体的な崩壊現象が進むのをくい止める．治療中に脳内麻薬が切れた状態になると，一時的に禁断症状を呈する（過食・暴力行為・非行など）が，それを経て健全な自我が形成される．体重が本来の80%まで回復すると，健全な情緒反応が出現し，心理療法も行いやすくなる．

⑤入院治療の適否

やせの速度，血液検査での異常値，脳の萎縮が認められれば入院加療とする．また自殺のおそれがあるときは精神科に入院とする．るいそうが著しい重症例は，経管栄養や点滴などを行うことも必要である．食事や行動が医療の管理下におかれることのみならず，家族との分離も重要な目的である．

⑥治療の目標

将来的な目標としては，以下の4点である．（1）体重などに対するこだわりが消えること，（2）人目を気にせず，自己主張したりリラックスしたりできること，（3）体重の回復と維持，（4）生理の確立と安定（半年間程度）．このようになるには，治療期間は最低3〜5年はかかるといわれる．

● 経過と予後

ダイエットや心理的ストレス，胃腸炎などで

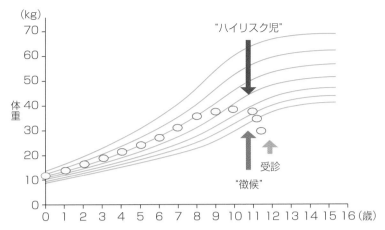

（kg）

図1 体重の成長曲線を用いた早期発見
○はある女児の経年的な発育データを示す.
1区分帯以上の体重減少はハイリスク児として見逃さない. そのことにより本症の徴候が
表れる時期より早く発見できる.
〔渡辺久子：子どもの摂食障害. 医学の歩み 2012：241：679-684 より改変〕

食べられなかったことを契機に体重増加の停止・減少が起こり, 食べることに恐怖感を感じ, 食べないことによるダイエットハイを味わう. 一方で, 身体には疲弊感があっても抑制が利かなくなり, 必要最小限のカロリーも摂取できなくなってしまう. 標準体重の75％を切ると入院適応, 60％を切ると強制栄養（経管栄養など）の適応, 55％を切ると死亡確率が高くなる（図1）.

治癒に至るには年単位の時間が必要であり, ある程度の子ども自身の人格的発達が必要である. また死亡することもあるので, 重症例は医学的治療を積極的に行う必要がある. いずれにしろ, 治療がむずかしく予後も悪い例が少なくないため, 医療的関与は不可欠である.

▌3. 排泄症

1）遺尿症

遺尿症の診断基準は, ①不適切な場所（ベッドや衣服の中）への排尿を繰り返すこと, ②生活に支障をきたす程度の排尿が, 週に2回以上, 少なくとも3か月連続して続くこと, ③5歳（発達水準）以上, ④物質や他の医学的疾患によるものではない, という4点を確認して診断され

る. 夜間のみ起こる遺尿は「夜尿症」として区別されているが, DSM-5 の基準では夜尿症も遺尿症に含み, 遺尿症のタイプとして, 昼間のみ起こる, 夜間のみ起こる, 両方に起こるものに分類される.

夜尿症を含めた遺尿症は年齢により有病率は異なるが, 5歳児で5～10％, 10歳児で3～5％, 15歳児で1％程度とされるが, 大部分が夜尿症である.

夜尿症に関しては, 抗利尿ホルモンの生理的な分泌の不具合との関連が深く, 身体疾患の側面が強いため, 本項では昼間に起こる遺尿症について説明する. 排尿の自立が確立していない子どもは, 発達の遅れや排泄のしつけ問題, 基礎疾患をまず考える. 一方, 排尿の自立が確立しているにもかかわらず遺尿症を呈する子どもは, 心理社会的ストレスと発達障害の併存が考えられる.

2）遺糞症

遺糞症の診断基準は, ①不適切な場所（衣服, 床）に大便を反復して出すこと, ②毎月1回以上, 少なくとも3か月連続して続くこと, ③4歳（発達水準）以上, ④薬物や他の医学的疾患

を除く，の4点である．5歳児では約1%とされており，一貫性のない排便習慣のしつけと心理ストレスが素因となっている可能性がある．

遺尿症，遺糞症が臨床的に問題になるのは就学以降で，学校の集団生活の中で生じる．医療機関において，消化器や泌尿器の器質的・機能的疾患に随伴することがないかを検索することも必要である．次に発達障害，虐待（特にネグレクトに注意），不安障害がないかなどその背景も確認する．幼児期のトイレットトレーニングの過誤で生じることが多いとされ，十分な指導が受けられなかった場合のみならず，厳しく強制されることにより恐怖心が発生すること，また，暗い/汚い/不便で閉鎖的な場所にあった場合などから，便所恐怖となる可能性も指摘されている．

対応は，排泄の自立課程を踏まえた家族へのアドバイス，本人に対する生活指導，経過によっては緩下剤などの薬物治療を必要とすることがある．

7 反抗挑戦性障害（反抗挑発症）と素行障害（素行・非社会的行動症）

POINT！

1 反抗挑戦性障害は，目上の人に対しても，否定的，反抗的，不服従の行動を繰り返し起こす疾患である．

2 日本では ADHD の外在化（思春期以降の併存）として生じることは少ない．

3 素行障害は，繰り返しあるいは持続的に出現する他者の基本的権利に関する攻撃行動や社会規範に対する重大な違反・逸脱であり，精神医学の診断名である．症状そのものが非行と関係する．

1. 反抗挑戦性障害（反抗挑発症）

DSM-5 による反抗挑戦性障害の診断の概略を表 1 に示す．それぞれの状態が「しばしば」あるという記載であるが，「そのことがあるほうが通常である」という意味で，筆者は「週の半分以上みられる」と考えている．これにより，学校の現場でただ単に指示に従わない子どもに安易に使用されることと区別し，あくまで「秩序破壊的」という精神医学的な概念が担保され

ると思われる．

ICD-11 の概念は，「反抗挑発症は，明らかに反抗的，非服従的，挑発的，または悪意のある行動の持続的なパターン（例：6 か月以上）であり，同程度の年齢および発達レベルの個人で通常観察されるよりも頻繁に発生し，きょうだいとの相互作用に限定されない．反抗挑発症は，支配的で持続的な怒りまたは過敏な気分に現れることがあり，多くの場合，激しいかんしゃくの爆発を伴うか，強情で，論争的で反抗

表1 反抗挑戦性障害の症状診断の概略

怒りっぽく/易怒的な気分：以下の 3 項目が「しばしば」認められる
1　かんしゃくを起こす．
2　神経過敏またはイライラさせられやすい．
3　怒り，腹を立てる．

口論好き/挑発的な行動：以下の 4 項目が「しばしば」認められる
4　大人や上の立場にある人物と，口論する．
5　上の立場の人の要求，または規則に従うことに積極的に反抗または拒否する．
6　故意に人をいらだたせる．
7　自分の失敗，また不作法を他人のせいにする．

執念深さ
8　過去 6 か月間に少なくとも 2 回，意地悪で執念深かったことがある

〔American Psychiatric Association：Diagnostic and Statistical Manual of Mental Disorders：DSM-5. Amer Psychiatric Pub, 2013 より著者和訳・改変〕

表2 DSM-5 における素行障害の診断の概要

・人や動物に対する攻撃性（7項目），所有物の破壊（2項目），嘘をつくことや窃盗（3項目），重大な規則違反（3項目）からなる15項目の問題行為のうち，少なくとも3つが過去1年以内に存在し，うち最低1つは過去6か月以内に存在する．そして実際の生活で著しい障害をきたしている
・該当すれば特定する
・向社会的な情動が限られている．「後悔または罪悪感の欠如」「冷淡-共感の欠如」「自分の振る舞いを気にしない」「感情の浅薄さまたは欠如」のうち2つ以上の特徴を1年以上持続している

〔American Psychiatric Association：Diagnostic and Statistical Manual of Mental Disorders：DSM-5. Amer Psychiatric Pub, 2013 より著者和訳・改変〕

的な行動をとる．行動パターンが，個人的，家族的，社会的，教育的，職業的またはその他の重要な機能領域に重大な障害をもたらすほど深刻である．」

2. 素行障害（素行・非社会的行動症）

1. 概念

素行障害とは，繰り返しあるいは持続的に出現する他者の基本的権利に関する攻撃行動や社会規範に対する重大な違反・逸脱である．症状そのものが非行と関係しており，精神医学の診断名として使用される．

ICD-11では病名が素行・非社会的行動症となり，その概念は，「人や動物に対する攻撃など，他者の基本的権利または年齢に応じた主要な社会規範，規則，または法律が侵害される反復的かつ持続的な行動パターンを特徴とする．財産の破壊；欺瞞または盗難；そして重大なルール違反．行動パターンは，個人的，家族的，社会的，教育的，職業的またはその他の重要な機能領域に重大な影響をもたらすほど深刻です．診断には，行動パターンがかなりの期間（12か月以上など）にわたって持続している必要が

ある．したがって，孤立した非社会的または犯罪行為自体は，診断の根拠にはならない．」とある．

2. 症状

DSM-5に示された診断基準の概要を**表2**に示す．診断基準を満たすのは10歳以降が多いが，年少時に基準を満たしたものは経過がよくない．一過性の問題，逸脱行動では診断はできず，6～12か月続くことが必要である．

診断基準に記載された項目は，いわゆる非行行為に該当する．たとえば，診断基準にあげられた項目の中に，「人に対して危害を加えるような武器を使用したことがある」というものがあるが，武器の中には銃も含まれている．この点からも，破壊的な行動障害が米国の銃社会に与える影響の大きさを物語っていると思われる．

3. 対応

多くの場合，家庭での親の機能が失われているため，家庭のみでの対応は困難である．本人とともに親を支援する方法，学校や地域の諸機関との連携が必要になる．安全で安定した治療関係を提供するため，特別な対応が可能な全寮制の学校や病院などが必要なことも多い．法律的にみればほとんどが非行行為に該当するため，司法機関とも連携をとる必要がある．罰則に基づいたアプローチは必ずしも有効ではなく，脳機能の扁桃体[†]，眼窩前頭皮質[††]の機能異常を示唆する報告もあり，新たなアプローチや特性の発現を予防する対策が必要である．

基本的には，抗精神病薬を含めて種々の薬物治療が適応となる．使用薬剤は合併症も含めて，その子どもの最も問題となっている症状が何であるかによって決める．薬物治療，法的処遇，家族支援，行動修正療法，社会的支援など多様な組み合わせを必要とする．

---

† ：情動を感じる領域．
† † ：扁桃体の活動を抑制し，情動を引き起こす神経回路を制御することがわかっている．

4. 経過と予後

　15 歳までに「素行障害」と診断され，18 歳以降になり，その診断基準を満たして「反社会性人格障害」と診断されることがあるが，まれなケースである．しかし，周囲からの積極的な支援や介入が必要であり，それがなければ社会的な予後は不良である．

　反抗挑戦性障害，素行障害については，現在まで日本ではあまり報告されていない．しかし実際，その診断に該当する子どもが存在する．さらにこれらの子どもは，非行行為や犯罪と密接に関係してくる．

1 チック症（チック障害）

POINT！

1 チック症は，DSM-5 ではじめて発達障害の 1 タイプとして分類された．ICD-11 では神経疾患に分類される．有病率は高いがほとんどが軽症である．

2 ADHD や吃音の治療経過中にみられたり，経過中に強迫性障害や不安障害などの合併があることは少なくない．

3 トゥレット症は多彩な症状が持続するチック症で，強迫症との関連が推測され，環境調節，心理支援，薬物療法を行う．

1. 定義

チックは，突発的，急速，反復的，非律動的，常同的な運動あるいは発声であると定義されている．一般的に，抵抗できないものと考えられているが，ある程度の時間であれば制御でき，その長さは様々である．不随意的運動とされるが，短時間であれば随意的制御が可能なので，"半付随" と考えることもできる．

ICD-11 では，チック症は一次分類で神経疾患，二次分類として神経発達症に，トゥレット症は二次分類として強迫症に分類される．すなわち，チック症はより神経学的な背景が推測されている．

2. 疫学と病因

子どもの 10～20％ がチックを体験するとされるが，その大多数は暫定性チック症，あるいは診断をあえてつけなくともよい状況，と思われる．チック症の中で最も重症なトゥレット症の頻度は 10,000 人に 4～5 人くらいとされてきたが，対象と調査方法によって頻度は大きく異なり，ある疫学調査では 1％ 以上という報告もある．チック症の大部分は軽症であり，主として学校などでの支援で対応できる者は 1％ 程度，積極的な治療が必要な者は 0.1％ 程度で，チック症の割合が高くなると思われる．

チック症は男性に多く，医療機関を受診するトゥレット症でその傾向が強いとされる．

チック症はトゥレット症のみならず全体として生物学的な基盤のある疾患と考えられている．チックになりやすい素質の遺伝が関与することが強く示唆されており，複数の遺伝子と環境要因とが関与する多因子遺伝が想定されている．ドパミンをはじめとする神経伝達物質のアンバランスとともに，運動の調節に深くかかわる大脳基底核を含んだ脳内回路の異常が想定されている．

3. 症状と診断

1）持続期間

チックの特徴と持続期間から，持続期間 1 年未満のものは一過性チック症とされていたが，DSM-5 では暫定的チック症とされた．持続期間が 1 年以上かつ運動チックまたは音声チックの片方のみである場合は「持続性（慢性）運動または音声チック症」，持続期間が 1 年以上かつ多様性の運動チックと音声チックを有する場合は「トゥレット症」に大別される．

2）症状

①運動チックと音声チック，単純チックと複雑チック

チック症には「運動チック」と「音声チック」があり，それぞれが典型的な「単純チック」と目的性があるようにみえる「複雑チック」とに分けられる．単純運動チックは最もよく認められ，瞬き，首の急激な動き，肩すくめ，顔しかめなどがある．複雑運動チックは体のいろいろな部分が一緒に動くチックであり，顔の表情を変える，身繕いをする，跳ねる，触る，地団太を踏む，物の匂いをかぐなどがある．単純音声チックには，コンコン咳をする，咳払い，豚のように鼻を鳴らす，鼻をクンクンさせる，吼えるなどがある．複雑音声チックでは，状況に合わない単語や語句の繰り返しが一般的であり，特異的なものに，汚言語（コプロラリア），反響言語（エコラリア），反復言語（パリラリア）がある．

②感覚の変動，繰り返し

チックは変動しやすく，自然の経過として，部位，種類，頻度が変動したり，軽快や増悪を繰り返したりすることが多い．また，状況によって変動することもあり，不安や緊張が高まるとき，不安や緊張が解けるとき，興奮するときなどに増加しやすく，一定の緊張度で安定しているとき，作業に集中しているときには減少しやすい．そして心理的要因のみならず，疲労時，月経前に増加しやすく，睡眠時にほぼ消失するとされている．チックをせずにはいられないという抵抗しがたい感覚であり，チックをするとその感覚が軽快・消失する．これを前駆衝動または感覚チックとよぶ．すべてのチックが前駆衝動を伴うわけではなく，自動的なこともしばしばである．特に年齢が上がると，チックよりも前駆衝動のほうが生活上で問題になる場合もある．

▍4．併存症状

チック症に高率に併発する疾患としては，強迫性障害，ADHDがあげられる．さらに，強迫性障害と共通の脳機能の基盤に基づく病因も推測され，強迫性障害に関連した疾患（抜毛症，醜形恐怖症など，Ⅳ章「2 強迫性障害（強迫症）」p.65 を参照）との併発が多い．

その他の併存症状としては，吃音，摂食障害，ASDなどが含まれる．経過中に，不安障害，気分障害，睡眠障害などの併発も問題になる．

▍5．対処と治療

1）治療のための評価の視点

まず，チック症の重症度，本人および周囲の認識と対処能力の2つに分けて整理する．さらに併発症状の有無とその重症度も把握する．子どもの性格や長所，家庭や学校でのゆとりなどを含む全般的な対処能力を把握しておくことが大切である．

2）本人へのアプローチ

チックに関する認識や理解力を考慮しつつ，チックについて説明をして理解を促す．本人が悪いわけではないこと，こわくない病気であり（人にうつらない，命にかかわらない，普通はよくなっていくなど），一種のくせや性格のようなものとしてうまくつきあっていけばよいことなどを説明する．

3）家族ガイダンス，心理教育

チック症は親の育て方や本人の性格に問題があって起こるのではないことを説明し，本人および家族の安心を図る．チック症の変動性や経過の特徴を伝えて，些細な変化で一喜一憂しないこと，また不必要な緊張や不安は減らすように促すことも重要である．チックをやめるよう叱らないことと同時に，チックを全く無視すると逆に本人も家族も緊張するため，本人の特徴の1つとして受容していくことをすすめる．チックのみにとらわれずに，長所も含めた本人全体を考えて対応することの大切さを確認する．

4）環境調節

学校においても理解を得ることが重要である．チック症の基本的知識に加えて，チック症の子どもとその家族について理解を促す．担任教師や養護教諭などの学校関係者が，本人にとっての相談対象者となるように理解してもらう．この理解の下に，他の生徒やその保護者などにどのように理解を促すか，教師が子どもや家族と相談することが望まれる．

5）薬物療法

薬物療法は，おもな標的症状がチック症か併発症かで大別される．トゥレット症は薬物治療を要し，また持続性（慢性）運動または音声チック症においても使用されることが多い．チック症に対する薬物の中心は抗精神病薬である．リスペリドン，アリピプラゾールなどが使用されることが多い．

6）精神療法

最近，チック症の随意的抑制を目指した行動療法または認知行動療法が改めて注目されている．その中でも，チックをしたくなったときに拮抗する運動を行ってチックを軽減させようとする「ハビットリバーサル」という方法の報告が増えている．

6. 経過と予後

多くのチックは一過性であり，1年以内に消失する．トゥレット症をはじめとする慢性のチック症でも10〜15，16歳くらいまでが最も重症であり，80〜90％では成人期のはじめまでに消失や軽快に転じる．その後も20，30歳代と年齢が上がるにつれ，軽快することがある．しかし，少数では成人まで重症なチックが続いたり成人後に再発したりする．どのような条件がある場合は一過性チック症が慢性化するのか，さらにトゥレット症の中でも成人後まで重症であり続けるのかは，十分にわかっていない．

2 睡眠障害

POINT！

1 睡眠は子どもの生活習慣の基本であり，健康維持・増進には欠かせないものである．

2 睡眠時間を削ることや，夜更かし，休日の遅起きなどを安易に容認しないことは重要である．

3 日本の子どもたちは世界で最も睡眠時間が短いと報告されており，自身も睡眠不足感をもっている．

4 子どもにも様々な睡眠障害が存在することを理解し，日中の眠気を本人の努力不足と決めつけない．

5 厚生労働省「健康づくりのための睡眠指針 2014」の対策を参照する．
（https://www.mhlw.go.jp/file/06-Seisakujouhou-10900000-Kenkoukyoku/0000047221.pdf）

1. 日本の子どもたちの睡眠に関する問題

小児期に必要な睡眠時間を図1に示す．また，図2に睡眠時間とQOLの関係を示す．

小学生の睡眠時間を「8時間以上」「7.5時間以下」で比較すると，睡眠時間が短いほうが，本人自身が生活全般にわたってQOLを低く評価していた．日本の子どもたちは世界で最も睡眠時間が短いと報告されており，また同時に睡眠不足感をもっていることがわかる．

日本の子どもたちの睡眠時間の調査には様々なものがあるが，図3に文部科学省スポーツ庁の小中学生男女における1日の睡眠時間の経年変化についての調査結果を示す．

小学生の場合，男女ともに8時間以上の睡眠が5～7割を占めているが，近年は少し改善傾向がみられている．中学生になると，8時間未満の睡眠時間がほぼ7割となっている．

2. 睡眠障害総論

睡眠障害には，不眠以外にも様々な種類がある．また，身体症状や覚醒時の高次機能，さらには短・長期的に生活に影響を及ぼすものである．日本では，睡眠の問題を医療的な支援を要する「障害」として考えることが定着していないが，その頻度は高く，小児期にも種々の睡眠障害が出現する．

睡眠は，子どもの脳の発達に伴って量・質ともに変化する．健全な眠りは脳を作ることに必要なだけでなく，身体の発達にも重要である．十分な睡眠がとれないと，脳の情報処理機能が低下するばかりでなく，成長ホルモンや抗利尿ホルモンなどのホルモン分泌にも影響を及ぼすことが知られている．人間の生物時計では，1日はおよそ25時間である．しかし実際には24時間であるため，昼夜のリズムや社会生活により，毎日調節をしていることになる．ところが，日中暗い寝室で寝続けたり，夜間明るい光を長

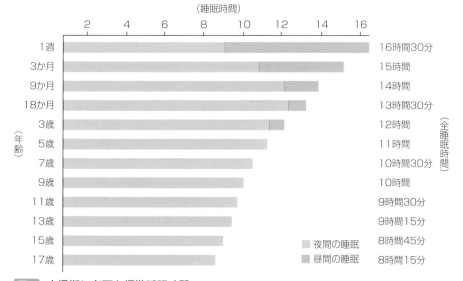

図1 小児期に必要な標準睡眠時間
〔Behrman RE, et al.〔eds〕: growth, development, and behavior. In: Nelson Textbook of Pediatrics. 19th ed, Elsevier, 2011: 29 より改変〕

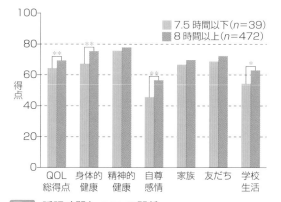

図2 睡眠時間と QOL の関係
〔根本芳子: 生活習慣と QOL. 古荘純一, ほか〔編〕, 子どもの QOL 尺度. 診断と治療社, 2014: 41 より改変〕

時間浴びていると, そのリズムに同調できなくなってくる. しつけ不足での睡眠障害は 5〜10% と推定されているが, 少なくとも子どもに正しい睡眠がとれる環境を提供することが, 家族のみならず社会の役目であろう.

本項で述べる小児に関係の深いおもな項目について表1に示す.

なお, 睡眠時随伴症群とは, 睡眠中に起こる望ましくない身体症状の総称のことである.

3. 睡眠障害各論

1) 不眠障害（不眠症）

①概念

入眠困難, 睡眠維持困難, 早朝覚醒, 回復感欠如などの夜間の睡眠困難により, 疲労, 不調感, 注意・集中力低下, 気分変調などが起こる. 適切な時間帯に床で過ごす時間が確保されているにもかかわらず, 夜間睡眠の質的低下があり, これによって日中に QOL の低下がみられる状態である.

②疫学

日本における有病率は, 夜間睡眠困難の症状で 20% 前後, 睡眠困難の症状と日中の QOL の低下を伴う臨床的な不眠症で 13% と推定されている.

③対応

毎晩眠れるかどうかを心配することが強い不安や緊張をもたらして, 不眠の大きな要因となっている. さらに, 眠ろうと意識的に努力することで不安緊張はさらに増し, かえって眠りが妨げられる. その上, また眠れないのではないかという苦痛に満ちた連想から, 条件反射的

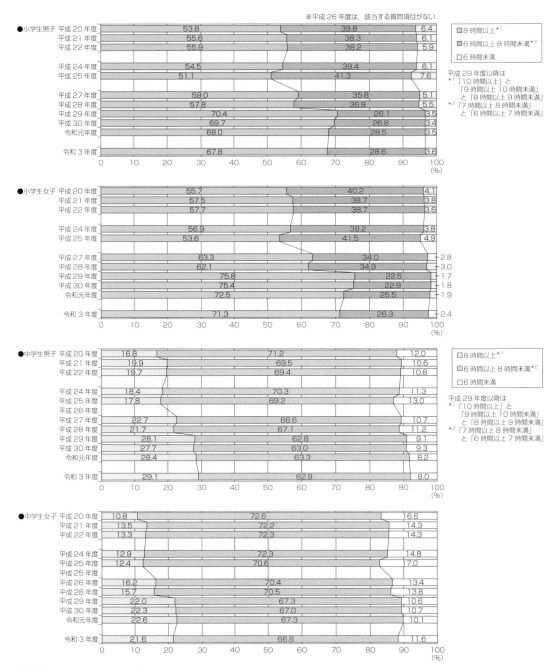

※平成 26 年度は，該当する質問項目がない．

●小学生男子
凡例：□8 時間以上*1　■6 時間以上 8 時間未満*2　□6 時間未満

平成 29 年度以降は
*1 「10 時間以上」と「9 時間以上 10 時間未満」と「8 時間以上 9 時間未満」
*2 「7 時間以上 8 時間未満」と「6 時間以上 7 時間未満」

●中学生男子
凡例：□8 時間以上*1　■6 時間以上 8 時間未満*2　□6 時間未満

平成 29 年度以降は
*1 「10 時間以上」と「9 時間以上 10 時間未満」と「8 時間以上 9 時間未満」
*2 「7 時間以上 8 時間未満」と「6 時間以上 7 時間未満」

図3　1 日の睡眠時間の経年変化
〔文部科学省スポーツ庁：令和 3 年度全国体力・運動能力，運動習慣等調査結果．https://www.mext.go.jp/sports/b_menu/toukei/kodomo/zencyo/1411922_00003.html〈閲覧日：2023. 9. 22〉〕

に不安や緊張が高まり，さらに眠れない状態を強化することが原因になると考えられている．
不眠症を有する人は，テレビを観ることや読書をしていると自然に眠くなることがあるが，実際はある程度睡眠がとれているにもかかわらず不眠に対してこだわりが強く，不眠を強く意識して悩みを訴える場合が多いという特徴がある．その結果，日中の QOL の低下をきたして

表1 小児にみられるおもな睡眠障害

Insomnia Disorder	不眠障害（不眠症）（精神生理性不眠，原発性不眠症）
Narcolepsy	ナルコレプシー
Breathing-Related Sleep Disorders	閉塞性睡眠時無呼吸症候群
Circadian Rhythm Sleep-Wake Disorders	概日リズム睡眠障害
Parasomnias 　Non-Rapid Eye Movement Sleep Arousal Disorders 　　Sleepwalking type 　　Sleep terror type	睡眠時随伴症群 　ねぼけ（ノンレム睡眠からの覚醒障害） 　　睡眠時遊行症 　　夜驚症（睡眠時驚愕症）
Nightmare Disorder	悪夢障害（悪夢症）
Restless Legs Syndrome	レストレスレッグス（むずむず脚症候群）

いる．まず生活指導を行い，改善がなければ睡眠薬が用いることもある．

2）ナルコレプシー

①概念

過眠症の1つ，日本人に多い．過眠症にはおもに3種類あり，ナルコレプシー以外には特発性過眠症，反復性過眠症があげられる．

②疫学と病因

特定の白血球の血液型（HLA-DR15）と関連しており，脳内のオレキシンという覚醒維持に関連した物質の低下が病態に関係していることがわかってきた．日本人の有病率は0.16〜0.59％と報告されており，決してまれな疾患ではない．

③症状

最も典型的な症状は，日中の突発的な抑制できない眠気と居眠りである．たとえば食事中や会話中，時には歩行中など，通常では考えられないような状況でも睡眠発作が起こり，抑えるのは容易ではない．加えて，笑ったり驚いたりすると突然に身体の力が抜ける情動脱力発作，眠りぎわの睡眠麻痺（金縛り）や入眠時幻覚などが一緒に起こる特徴がある．

④治療

メチルフェニデート（精神神経刺激薬）を用

いて治療する．

3）閉塞性睡眠時無呼吸症候群

①概念

睡眠中の舌の沈下により気道が塞がれ，大きなイビキをかき，呼吸が停止することによって血液中酸素濃度が低下して覚醒反応が起こり，睡眠が障害される．

②疫学

ヤング（Young）らの研究では，日中の強い眠気を有する臨床的な睡眠時無呼吸症候群の有病率は男性4％，女性2％と推定されている．

③症状

小児の場合，眠気の訴えだけでなく多動や落ち着きのなさ，学習上の問題が目立ち，身体発達の遅延をきたすことがあるため注意が必要である．扁桃やアデノイドの肥大や頭蓋骨の発育障害，肥満が直接的な原因となる．閉塞性睡眠時無呼吸をきたしやすい身体的な特徴として，肥満，脂肪が多く首が短いこと，上気道の狭小化，下顎が小さいことや後退していることなどがあげられる．

④診断

終夜睡眠ポリグラフ検査＊で，睡眠1時間あたり15回以上の呼吸事象（無呼吸，低呼吸，呼吸努力関連覚醒）があり，これらが呼吸努力を

伴っている場合には臨床症状の有無にかかわらず診断される．また，睡眠1時間あたり5回以上であっても，無呼吸に関連した症状が存在する場合には診断が確定する．

⑤治療

口腔内装置，経鼻的持続気道陽圧法，外科的治療法などがある．口腔内装置は，マウスピース様の歯科装具を用いて舌の沈下による気道閉塞を防止するものがあり，比較的軽度の場合に効果がある．経鼻的持続気道陽圧法は，鼻部にマスクを装着して空気を送り込み，上気道内を常に陽圧に保つことによって上気道の閉塞を防止する方法である．

小児で，扁桃腺肥大や軟口蓋の異常などの上気道の形態的な問題が原因と考えられる場合には，耳鼻咽喉科的評価のうえで，口蓋扁桃形成術や口蓋垂軟口蓋咽頭形成術などの外科的治療が行われることがある．

4）概日リズム睡眠障害

小児にみられやすいものに，睡眠相後退型と非24時間睡眠－覚醒型がある．

①睡眠相後退型

いったん夜型の生活をすると，通常の時刻に眠り，望む時刻に起床するというリズムを戻すことが困難になる．概日リズム睡眠障害の中では最も頻度が高い睡眠障害であり，10〜20歳代に発症することが多い．有病率は一般人口の0.17%，高校生の0.4%と推定されている．日中の行動や心理状態とかかわらず，朝方まで入眠できないという特徴がある．いったん入眠すると比較的安定した睡眠が得られ，遅い時刻まで起きられない．深部体温リズムやホルモンを測定して概日リズムを調べると，通常の生活ができる人と比べて3〜4時間遅れていることが観察される．

②非24時間睡眠－覚醒型

意思とはかかわりなく，睡眠時間帯が毎日およそ1時間ずつ遅れていく障害である．概日リズムを調べると，睡眠と同じように毎日少しずつ生体リズムが遅れていくことが観察される．夏休みなどの長い休暇や，受験勉強などによる昼夜逆転生活が契機となって，発症することが多い．起床直後の高照度光療法などを用いて概日リズムを早める方法がある．

5）ねぼけ（ノンレム睡眠からの覚醒障害）

①睡眠時遊行症

夢中遊行とよばれる．夜間睡眠最初の1〜3時間後のノンレム睡眠[†]期に出現する．遺伝傾向が指摘されている．年間6〜17%の小児が経験すると報告される．起き上がって保持的な動作をとること，さらに歩行するなど，複雑な運動に発展することがある．夜驚症とは異なり，日中のストレスが影響することが指摘されている．

②夜驚症（睡眠時驚愕症）

夜間睡眠の最初の1/3のノンレム睡眠時に出現し，約7%の小児にみられるという．症状としては，おびえた表情をし，叫び声を上げ，目を見開き瞳孔散大し発汗している．1〜10分持続した後で覚醒するが，通常そのときの様子は本人は記憶しておらず，その後再度入眠して翌朝には全く覚えていない．しかし，その症状から親のほうが心配することが多いが，日中の不安やストレスとは関係しないとされる．発達的なものと考えられており，通常は大人になれば消失する．

6）レストレスレッグス（むずむず脚症候群）

就床と同時に下肢に異常な感覚が生じ，下肢を動かさずにいられないという強い欲求が出現する．このため，落ち着きのない運動が生じるが，これらの症状は安静で増悪し，体を動かす

＊：睡眠時における呼吸／脳波／血液中の酸素濃度／心電図／眼球運動／顎の運動／脚の運動／胸壁・腹壁の運動などを記録し，睡眠の深さや質を評価する検査．
†：急速眼球運動の出現しない睡眠期．大脳を休ませ回復させる眠り．

ことで軽快する．症状は夕方から夜間にかけて増悪する，という特徴がある．

成人の有病率はヨーロッパと北アメリカでは1.9〜4.6％，日本では1.8％と推定されている．

鉄欠乏などにより，感覚制御に関連するドパミン系の機能が低下することで生じると考えられている．

ドパミン作動薬で症状が改善することが多い．

7) 小児にみられるその他の睡眠時随伴症状

①睡眠時遺尿症（夜尿症）

5歳を過ぎても持続的に続く場合は原発性のものが多い．夜間睡眠時に分泌される抗利尿ホルモン分泌が不十分であることが想定され，家族歴があることが少なくない．有病率は6歳で10％，10歳で5％，12歳で3％，18歳では1％程度と，年齢とともに改善するため，焦らないことが肝心である．臨床的に問題となるのは小学校高学年以降の児童で，集団で宿泊するときには薬物治療を行うこともある．

②悪夢障害（悪夢症）

レム睡眠[††]期に出現するもので，3〜5歳の小児のうち，10〜50％が親を煩わせるような悪夢を日常的に経験しているとされる．年齢とともに減少し，成人まで続くことはまれである．頻回の覚醒や著しい苦痛を引き起こし，その内容を詳細に想起することが可能である．薬物治療を行うよりは，心配のないことを説明し安心させて経過を観察することが一般的である．

③睡眠麻痺

一般的に金縛りとよばれている．典型例として，意識があるにもかかわらず全身を動かすことができず，呼吸が困難で，恐怖を伴う状態である．数分間続くが，自然に消失する．家族性に発生することがあるが，それ以外では不規則な睡眠習慣や断眠，心理的なストレスや過労が誘因となることが多い．朝の覚醒時前に起こることが多いが，入眠時に起こることもある．

④乳児突然死症候群（SIDS：Sudden Infant Death Syndrome）

それまでの健康状態や既往歴からはその予測ができないような乳幼児が，突然死亡するものである．しかも，死亡状況および剖検によっても原因が不詳のもの，とされている．なお，事故による窒息死は含まれない．生後2〜5か月頃に多く，予防としては，うつぶせ寝にさせない，母乳栄養に努める，乳幼児の周辺で煙草を吸わない，などがすすめられている．

⑤乳児睡眠時無呼吸症

乳幼児突発性危急事態（以前は near miss の SIDS とよばれていたが，SIDS とは異質であろうという考えから apparent life threatening event とよばれるようになった）や，未熟児無呼吸症，乳児の睡眠時閉塞性無呼吸症を包括する．乳幼児突発性危急事態は，全く予測できずに死亡するのではないかと思わせる無呼吸や呼吸窮迫などが出現する．SIDS 同様に原因が不明のものをいう．

4. 子どもの睡眠に関する指針

近年の子どもの睡眠に関しての諸問題を包括し，厚生労働省は，「健康づくりのための睡眠指針2014」の第7条でその指針を打ち出している．ポイントとしては，①子どもには規則正しい生活を，②休日に遅くまで寝床で過ごすと夜型化を促進，③朝，目が覚めたら日光を取り入れる，④夜更かしは睡眠を悪くする，の4点である．子どもの睡眠障害の対策として参考にされたい．

---

††：急速眼球運動の出現する睡眠期．身体を休ませる眠りであるが，脳は覚醒に近い状態になっており夢をみることが多い．

3　てんかん

POINT！

1　てんかんは，脳を基盤とした病態が明らかな神経疾患である．
2　てんかんと発達障害，精神疾患と類似の症状がみられることがある．また両者の併存も多い．
3　適切な抗てんかん薬の治療に加えて，心理サポートも必要である．

1．てんかんの概念

てんかんは旧来精神疾患に分類されていたが，その要因が，近年は，神経疾患に分類されている．WHOの定義は，「脳の慢性疾患」で，脳の神経細胞（ニューロン）に突然発生する激しい電気的な興奮により繰り返す発作を特徴とし，それにさまざまな臨床症状を伴うものである．臨床症状には，発達障害や精神症状に類似するものも多い．

2．てんかん発症のメカニズム

神経細胞には興奮性神経と抑制性神経の2つがあり，幼児では興奮性神経が優位だが，7歳ごろから抑制性神経が発達して，バランスが保たれてくる．これら2つの神経のアンバランスによって幼児期にはけいれんを起こしやすい．「熱性けいれん」は，発熱で興奮性神経が刺激された際，抑制神経の活動が十分でなく，そのバランスが崩れたことにより，けいれん症状が起きたものであるが，抑制系が発達に伴い，大部分はけいれんを起こさなくなる．

てんかん診療については，興奮性の神経回路ができあがってしまうと，抑制神経とのバランスをとることがむずかしく，治療も困難になる．

3．てんかんの分類

国際抗てんかん連盟（ILAE）2017の，発作分類を示す（図1）．

4．てんかんと発達障害，精神症状

両者とも，脳，特に大脳を基盤とした神経回路の形成に何らかの不具合があることから，広義にはてんかんを発達障害に含むものもある．小児期には，てんかんは「発作」症状が，発達障害類似の行動をとることもある一方で，てんかんの罹病期間が長くなると，発作がない時期（発作間欠期）にも気分変調，抑うつ，統合失調症類似の症状がみられることもある．一方，転換性障害などで，てんかん発作類似の症状がみられることもある．

5．治療

発作タイプに応じて，適切な抗てんかん薬を使用する．加えて，日常生活や就学，就労にあたり，偏見や過度な制限が課されないように助言し，心理的にサポートすることも重要である．各種抗てんかん薬については，VII章「5 薬物治療」p.155を参照されたい．

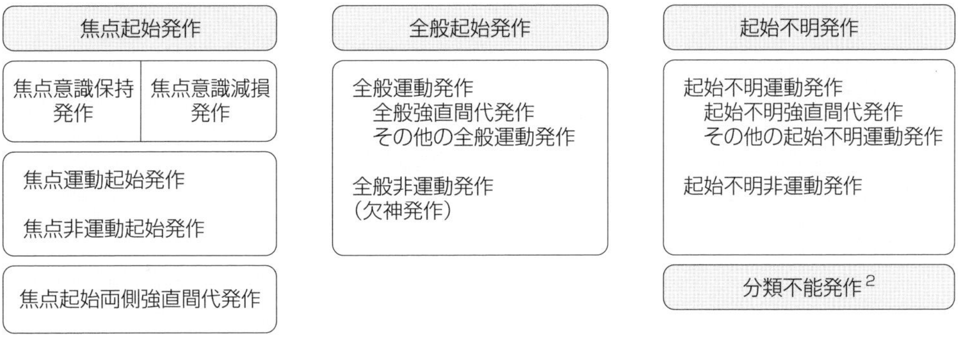

焦点起始発作	全般起始発作	起始不明発作
焦点意識保持 発作	焦点意識減損 発作	全般運動発作 　全般強直間代発作 　その他の全般運動発作 全般非運動発作 （欠神発作）	起始不明運動発作 　起始不明強直間代発作 　その他の起始不明運動発作 起始不明非運動発作
焦点運動起始発作 焦点非運動起始発作		
焦点起始両側強直間代発作		分類不能発作[2]

図1 ILAE2017 年発作型分類-基本版-[1]

ILAE2017 年発作型操作的分類基本版. 1 定義, 他の発作型, 記述用語は同時発表の論文および用語集に記載している. 2 情報不十分, あるいは他のカテゴリーへの分類が不可能なため.

4 心身症と神経症

POINT！

1 心身症は身体疾患において，その発症や経過に心理・社会的因子が大きく影響しているものを指す．心理的治療や環境調節が極めて有効である．

2 神経症は，専門用語としては使用されていないが，統合失調症や気分障害以外で，病因が器質的なものによらない精神疾患のことを指す．しばしば身体症状を呈する．

3 起立性調節障害には，春〜夏に増悪する，朝調子が悪いなどの特徴があり，家族や学校での適切な理解が求められる．

4 過換気症候群は，心理的なストレスで過換気となり，様々な身体症状を呈する．

5 解離症は，心因や検査所見に比して過度な転換症状があり，てんかん発作との鑑別が重要である．

1. 心身症と神経症

　心身症という言葉は現在も広く使用されている．その概念として，日本心身医学会では「身体疾患の中で，その発症や経過の中で心理・社会的因子が密接に関与し，器質的または機能的障害が認められる病態である．ただし神経症やうつ病など他の精神障害に伴う身体症状は除外する」としている．日本小児心身医学会においても，「心身症は身体の病気」と定義しながらも，その発症や経過には心理・社会的因子が大きく影響する，としている．神経症が精神疾患，心身症が身体疾患であるという違いはあるが，一方で，前述した神経症の特徴は，心身症の「心理・社会的因子」と共通性が大きい．一般に，心身症は気づかれにくい．行動面の問題として周囲を巻き込むことが少なく，症状が進行するまで集団不適応がないため，神経質な子，大人しい子として見過ごされたり，過小評価されてしまう．身体症状の対症療法のみ行われ，背景にある心理的要因への対策がなされないことも

少なくない．

　一方，神経症は，以前は統合失調症や気分障害以外で病因が器質的なもの（画像などで障害のある場所が特定されている）によらない精神疾患のことを指していた．現在は定義があいまいであり，専門用語としては使用されていないが，一般的な認知度は高く「ノイローゼ」と称されることもある．神経症の特徴は以下のようなもので，多くの精神疾患に該当する．①症状の発現に心因的な反応が関与する，②機能的な障害で，通常は明確な器質的変化は認められない，③特有な性格傾向と関連がある，④自分自身で症状を認識しており，それにとらわれていることが多い，⑤小児の場合は発達に伴い変化し，通常は健やかな発達を阻害する方向に働く，⑥基礎疾患に合併することがあり，発達障害やてんかんなどの神経精神疾患に限らず，気管支喘息や子どもの時に発症しやすいインスリン依存性糖尿病（心身症との合併が極めて高い），さらに長期の入院なども影響する，⑦心因論だけでは症状や経過を必ずしも説明できず，

| 表1 | 心身症，神経症の子どもの特徴 |

1	生来，まじめで神経質な傾向があるが，一方で融通の利かない面がある
2	ストレスを言葉で表現することが苦手で，本人も我慢するものと思い込んでいる
3	家族や教師など，周囲の大人の精神的健康度の影響をより受けやすい（→母親の不安が強いと子どもの不安も強くなる）
4	身体症状に変換されて出現することが多い
5	ADHD類似の衝動行為，多動，不注意などの症状が現れることがある（→ADHDと診断される恐れがある）
6	被暗示性，プラセボ効果に影響される．
7	身体症状や行動面の問題がなければ気づかれにくい（→治療開始までに長期間有することもある）
8	身体症状への対象療法のみが繰り返されることもある

〔古荘純一：身体表現性障害．古荘純一，新小児精神神経学 第2版．日本小児医事出版社，2009：76-77より改変〕

| 表2 | 子どものおもな心身症 |

内科系	消化器	潰瘍性大腸炎，消化性潰瘍，心因性嘔吐
	循環器	起立性調節障害
	呼吸器	気管支喘息，過換気症候群
	神経	慢性頭痛，起立性調節障害
眼科系		非器質性視力障害・聴力障害
皮膚科領域		アトピー性皮膚炎，じんましん

精神疾患との合併は除く

脳機能検査による様々な異常の発見や薬物治療の有効性も少しずつ明らかになっている．

心身症，神経症を抱える子どもたちの一般的な特徴を，表1に示す．このような子どもたちに注目し，必要があれば医療機関と連携して早期支援につなげることが重要である．

表2に子どものおもな心身症を示し，以下に起立性調節障害，過換気症候群および転換障害について述べる．

心身症

1. 起立性調節障害

1）概念

起立すると重力によって血液が下半身に貯留して血圧が低下するが，通常はこれを防ぐために自律神経系の1つである交感神経が働き，下半身の血管を収縮させ血圧を維持するとともに，副交感神経活動を低下させることで心臓の拍動が増加，心拍出量を上げ，血圧を維持するように作用する．起立性調節障害の場合，この代償機構が働かず，血圧が低下し脳血流や全身への血行が維持されなくなって，立ちくらみやふらつきが起こり，いわゆる脳貧血の症状が出現する．自律神経失調症ともよばれる．

2）疫学

好発年齢は10～16歳．有病率は，小学生の約5％，中学生の約10％とされ，男女比は1：1.5～2と女子に多い．一般小児科外来を受診した10～15歳の子どもの中でも，起立性調節障害の子どもが少なからず存在している．長期経過についてはまだ不明なことが多いが，青年期以降にうつ病や不安障害を発症するリスクが高いとも考えられている．

3）症状（表3）

①血液による酸素や栄養の供給が悪い→疲れやすい，疲労からの回復が遅い．

②脳血流が悪い→思考力が低下し，集中力もなくなってくる．

③代償的に心臓が頻脈→起立状態や少しの運

表3	起立性調節障害の11症状
1	立ちくらみやめまい
2	起立時の気分不良や失神
3	入浴時や嫌なことで気分不良
4	動悸や息切れ
5	朝なかなか起きられず，午前中調子が悪い
6	顔色が青白い
7	食欲不振
8	腹痛
9	倦怠感
10	頭痛
11	乗り物酔い

動で動悸・息切れを起こす．

④身体を横にすると全身への血流が回復→ごろごろと横になることが多い．

⑤午前中に交感神経が活性化しにくい→午前中調子が悪い．

⑥夕方～深夜に交感神経が活性化→夜に身体が活発，寝つきが悪い．

⑤⑥の状態は，「概日リズム睡眠障害」（Ⅴ章「2睡眠障害」p.94を参照）との関連が深い．一見すると生活リズムの乱れに思えるが，本体は自律神経系の日内リズムが後方にずれ込んでいるためである．

4）対応

慢性疾患であるため，焦らずに取り組むことが重要である．身体疾患としての治療は，塩分を1日10～12g，水分は少なくとも1日1.5L摂取するようにする．規則正しい生活リズムを目指して，体調不良でも昼間は横にならないようにし，散歩程度の運動は積極的に行う．

周囲に正しい疾患概念を理解してもらうことも必要である．午前中の無理な働きかけは本人の焦燥感を強くし，ひきこもる要因となりかね

ない．血管が拡張しやすい春先～夏は症状が悪くなる．寒くなってくる秋～冬は手足が冷えやすいという問題はあるが，全般的に体調が回復するという特徴がある．精神的ストレス（家族，友だち，教師など特に対人関係）で悪化することがあるため，環境調節を試みる．また，日程の決まっている試験や入試，学校行事などで悪化することもあるため，あらかじめ対応策を検討する．

医療機関での対応は，薬物療法として昇圧剤を処方することがある．また，無駄な血液貯留を防ぎ，速やかな症状軽減を目的とした，加圧式腹部バンドや圧迫ソックスなどの下半身圧迫装具を用いた指導を受けることもよいだろう．

2. 過換気症候群

1）概念

様々な出来事が誘因となって，自分の意図することなく発作的に呼吸が速くなり（過呼吸），血液が過度にアルカリ性に傾くことによって，全身の様々な症状を示す，という症候群である．

2）疫学と病因

思春期～20歳代の女性に多くみられる．誘因となる出来事には，身体的誘因，心理的誘因がある．身体的誘因は激しい運動や疲労，発熱など，心理的誘因には不安，恐怖，怒り，敵意などで，それらは直前を含む比較的新しい出来事のことも多い．

血液中の二酸化炭素濃度が低下すると，正常時であれば脳の働きによって自然に呼吸が抑制されるが，心理的に不安定な状態ではそのような呼吸調節がうまく機能せず，過換気状態が続いて血液の二酸化炭素濃度が低下し，アルカリ性に傾きすぎることで，様々な身体症状が出現する．そのことでより不安が高まり，呼吸運動がさらに促進される，という悪循環をきたす．

3）症状

過換気発作とともに，空気飢餓感（空気が吸

えない感じ），胸痛，動悸，悪心，嘔吐，手足の
しびれ，けいれん，意識消失などの様々な症状
を呈する．発作は一般に30分～1時間程度で消
失し，経過は良好な場合がほとんどであるが，
ストレスで再燃することがある．

4）対応

発作時には，周囲は慌てず子どもを安心さ
せ，ゆっくり呼吸をするように促しながら，
ペーパーバッグ法（紙袋で口と鼻を覆い，ゆっ
くりと再呼吸させる）を用いて発作を消失させ
る．不安が強い場合は，抗不安薬を注射するこ
ともある．

発作を繰り返している場合や，症状軽快後も
不安が強い場合は，病気の成り立ちについて説
明し，腹式呼吸などの呼吸法やゆっくりと呼吸
すること，時には紙袋の携帯などを指導するこ
とで発作に対する不安を軽減させる．また，仮
に再発作が起こっても対処できるようにする．
それでもなお不安が強い子どもには，抗不安薬
の服用を行うこともある．学校や家庭で様々な
ストレスを抱えている子どもには，カウンセリ
ングを継続していく．思春期に過換気発作がみ
られていたのが，通常は成人期にはみられなく
なる．

神経症

1. 解離症

1）概念

従来，ヒステリーは身体面の症状を中心とし
た転換ヒステリーと，精神面の症状を中心とし
た解離ヒステリーとに分類されてきた．精神疾
患としては解離症とされる．

2）疫学

親族に同じ症状をもつ人が多く，発展途上地
域や低い社会経済階層の人に多いとされてい
る．通常，重大な家族間葛藤および，子どもに
対する期待と結果との不一致が関連している．
しばしばストレス要因があり，症状の変化には
家族や学校地域体験での心理的ストレスの増減
が関連している．

3）症状

①小児にみられやすいのは偽発作，歩行障
　害，感覚異常，局所の麻痺であり，通常10
　歳以下は歩行障害および偽発作に限られる．
②症状の欠落や悪化には，心理的な要因が関
　連していると判断される．

③暗示や元気づけに反応し，症状が改善しや
　すい．
④症状は，意図的に作り出されたものや，ね
　つ造されたものではない．二次利得（無意
　識に行われる症状についての強化）はある
　が，これは意識的な意図は欠如している．
⑤女児の場合，右側よりも左側に現れること
　が多い（図1）．
⑥症状には一貫性がなく，特定の運動神経の
　支配領域に対応した欠落でないことが多い．
⑦IQが高い場合，その症状や欠陥は神経疾患
　もしくはその他の身体疾患と酷似した微細
　なものとなる傾向がある．

4）てんかん発作との鑑別

てんかん患者が非てんかん発作である発作を
示したり，てんかんでない者がてんかん発作と
似た症状を示したりすることは珍しくない．こ
の場合は「偽発作」とよばれ，てんかん発作と
の鑑別が必要になる．てんかんは神経の慢性疾
患の1つであり，発作症状が一貫している．呼
名でも発作は軽快せず眼球運動も変化がないな
どのてんかん発作の特徴がある場合でも，医療

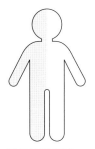

図1　ヒステリー型の神経症状
特定の神経支配領域でなく，正中線を境に一側のみに限局することが特徴である．
〔古荘純一：ヒステリー. 小児内科 2011；43：638-641 をもとに作図〕

機関に鑑別を依頼する．

5）治療

　治療は，精神療法と環境調節が中心である．患者の訴えに耳を傾け，患者の不安をやわらげるような支持的精神療法や，その訴えに添った診察と検査を行うが，患者に依存され，振り回されないようにすることも重要である．ストレスの原因となっていることを取り除き，家族や周囲の人間へ批判的な対応をさけて治療に協力するように助言することも必要である．

　元来，変換症/転換性障害の子どもは神経質で，名誉やプライドが保たれないことが症状の原因になっていることが多い．プライドを捨てて自由に行動することを促すが，それは容易なことではない．まず，症状にこだわらず，またプライドを保ちながら，新たな目標に向かうことを支援する．名誉やプライドを捨てるということでなく，子どもの無理のないほうへ転換すること，時間をかけて少しずつゆっくりと変わることを目標とする．

　薬物治療は，身体症状にあわせた対症的な薬物療法を行うと，子どもではプラセボ効果がみられやすい．一方，抗不安薬を補助的に用いることもある．変換症/転換性障害の場合はうつ病や不安障害の合併が多く，セロトニン再取り込み阻害薬（SSRI）が有用な場合もある．

6）経過と予後

　変換症/転換性障害の発症は一般に急性であり，個々の転換症状の持続期間も短い．ほとんどの場合は 2 週間以内に症状が消失するが，再発することが多く，再発を繰り返すことも少なくない．また身体の別の部位に転換症状が出現し，青年期以降に身体症状症（より多彩な症状を呈する）と診断されることもあるため，一度症状が軽快しても注意深い観察を要する．

Column 2　心身症の対応にはまず「理解」から

　起立性調節障害の子どもには，学校や家庭でのかかわりがかえって負担になることがある．たとえば，午前中の調子が悪いときに家族に登校を促されたり，友だちが迎えに来たり，担任から電話がかかってきたりなどは，逆に負担を重くする．強引に運動させたり運動会に参加させることは，身体的・精神的に苦痛を与えかねず，体育で見学する場合も，長時間の起立や座位は脳血流を低下させるため，保健室や別室で楽な体位で学習できるような配慮が必要である．

　疾患概念の理解がなければ，「誰でも朝はつらい」「がんばれば治る」などと本人にプレッシャーをかけることになる．医師に診断書の作成を依頼し，対応についても個別に説明を求めるとよいだろう．筆者は，一般事項として上記以外にも，午前中は登校がむずかしいこと，激しい運動や体育の参加の可否，朝礼や集会での対応，内服薬とその注意点などを，個々に応じて記載している．

5 性保健の問題

POINT!

1 DSM-5 の性別違和は，ICD-11 では性別不合となり精神疾患から分離され，性保健の問題となった．

2 小児の性別不合の診断要件は，2 年間以上，自分の性器が自分の自認する性と異なり，強い嫌悪感をもつことである．

3 日本では，世界的にみて性的少数者の配慮が進んでいない．

1. 性同一性障害から性別違和・性別不合に

　ICD-11 では，性同一性障害が精神疾患から分離され，「性の健康に関連する状態」という分類の中の Gender Incongruence（性別不合）という項目となった．性同一性障害の概念は，個人の経験する性（gender）と割り当てられた性別（sex）の顕著かつ持続的な不一致による苦痛であるが，この分野に精神疾患として診断名を割り当てることが適当ではないと判断されたことになる．性別不合は病気（disease）でも，精神疾患（disorder）でもない，「性の健康に関連する 1 つの状態」と宣言されたということになる．なお，DSM-5 では性別違和（gender dysphoria）として分類されているが，いずれにしても「性同一性障害」という「精神疾患」概念から脱却することになるだろう．どちらも，小児における診断基準（定義）が作成されたことは，発達・身体的な側面にも注目しているためであると考えられる．

2. 性的嗜好と性的指向

　性的指向とは，好きになる性を表す概念である．一方「性的嗜好」とは，人の性的行動においてその人固有の対象や方向性を示す言葉である．精神医学では，性嗜好に偏りがある場合はパラフィリア（paraphilia）という用語が用いられる．露出障害（Exhibitionistic Disorder），フェティシズム障害（Fetishistic Disorder），小児性愛障害（Pedophilic Disorder）などがある．

　人間の性行動の正常・異常の判断は明確に二分できるものではなく，様々な議論が起こりうる．また，性嗜好の偏りは秘密にされやすい．しかしながら性犯罪につながりかねない小児性愛や露出障害などは，診断・治療の対象となりうるため，「精神疾患」に分類されている．

3. LGBT

　LGBT は 1990 年代から使われはじめた言葉で，女性同性愛者（Lesbian），男性同性愛者Gay），両性愛者（Bisexual），身体の性と自己認識としての性が一致しないことやその人（Transgender）のことである．LGB は性的指向に T は性自認に関しての言葉である．さらに I(Intersex)を加えて LGBTI と称することもある．Q(Queer, Questioning）を加えて LGBTQ と称されることもある．当事者の自己指定用語として一般的となり，またセクシャルマジョリティー（性的多数者)に対してのセクシャルマイノリティー(性

的少数者）として広く受け入れられつつある．

当事者や一般に使用されるLGBTと医学的な診断とに整合性があるわけではない．旧来の性同一性障害という診断名は，当事者にとっては「治療の対象」とした否定的なイメージがもたれる傾向があるが，LGBTは当事者にとってはより肯定的な概念として用いられている．LGBTは，しばしば性的嗜好と混同されて社会の偏見や誤解を招く要因となっている．

4. SOGI

国連などの国際機関では性別について，3要素，もしくは4要素としての観点からとらえている．①「戸籍の性」，②「性自認」（Gender Identity），③「性的指向」（Sexual Orientation）の3要素に加えて④「性表現」である．また，③と②をまとめてSOGIという用語が用いられている．セクシャルマイノリティーとして総称されることの多いLGBTはマジョリティーとマイノリティーを分断する概念であるのに対し，性自認と性的指向はすべての人に関わるものであるためSOGIはすべての人を包括する概念である．そのため，国際機関などの議論では，LGBTではなくSOGIという呼称が使われるようになった．

5. 小児の性別不合に対する対応と問題

日本では，世界的にみて性的少数者への配慮が進んでいない．これから社会への啓発と配慮が深まることが前提ではあるが，小児から検討されるべき課題について表1にまとめた．また，文部科学省の対応の事例について表2にまとめた．

表1　子どもの性別不合について検討されるべき課題

・低年齢からの相談体制
・いじめ/ハラスメントへの対応
・家族や教師への告知
・トイレ/更衣室/制服などへの配慮
・特に，第二次性徴を迎える時期へのカウンセリング
・ホルモン治療の可否（15歳以上）
・外科治療の検討（20歳以上）
・進学/就労/社会生活などへの相談活動

表2　性別違和・性別不合に係る児童生徒に対する学校における支援の事例

項目	学校における支援の事例
服装	・自認する性別の制服・衣服や，体操着の着用を認める．
髪型	・標準より長い髪型を一定の範囲で認める（戸籍上男性）．
更衣室	・保健室・多目的トイレ等の利用を認める．
トイレ	・職員トイレ・多目的トイレの利用を認める．
呼称の工夫	・校内文書（通知表を含む）を児童生徒が希望する呼称で記す． ・自認する性別として名簿上扱う．
授業	・体育又は保健体育において別メニューを設定する．
水泳	・上半身が隠れる水着の着用を認める（戸籍上男性）． ・補習として別日に実施，又はレポート提出で代替する．
運動部の活動	・自認する性別に係る活動への参加を認める．
修学旅行等	・1人部屋の使用を認める．入浴時間をずらす．

〔文部科学省ホームページ：性同一性障害に係る児童生徒に対するきめ細かな対応の実施等について〈http://www.mext.go.jp/b_menu/houdou/27/04/1357468.htm〈閲覧日 2023.8.8.〉〉より改変〕

1 子ども虐待

POINT！

1 子ども虐待とは，①身体的虐待，②性的虐待，③ネグレクト（養育の拒否，放任），④心理的虐待と DV（配偶者間暴力）のある家庭で育つことをいう．

2 子ども虐待は，身体面のみならず発達面，精神面にも多大な影響を及ぼす．

3 子ども虐待はリスク因子だけでなく，補償因子とのバランスの崩れで生じる．

4 対応には，子どものレジリエンス（回復する力）を引き出すことを念頭におく．

5 子ども虐待は家庭機能の問題ととらえ，単に子どもを保護するということではなく，職種間で連携を行って親を指導し，まずはできることからはじめる．

1. はじめに

子ども虐待は，法令では「児童虐待」とよばれているが，「児童」というと就学時以前の低年齢をイメージしにくいこと，法令での「児童虐待」とは養育者や同居の大人の行為ととられるが，本来は広く未成年者を対象として取り組むべきことなどから，専門家の団体は「子ども虐待防止学会」，「子ども虐待医学会」など「子ども虐待」という用語を用いている．そのため本書でも児童虐待ではなく，「子ども虐待」と記載する．

2. 定義

厚生労働省は，児童虐待防止法で，その定義を「保護者（親権を行う者，未成年後見人その他の者で，児童〔18歳に満たない者〕を現に監護するもの）がその監護する児童について，①身体的虐待，②性的虐待，③ネグレクト（養育の拒否，放任），④心理的虐待を行うこと」としている．その後の改正で，DV（配偶者間暴力）のある家庭で育った子どもも，心理的虐待体験の1タイプとみなされるようになった．

虐待とは，大人が子どもに対してその権力的に有意な立場を利用して不当な権力を行使することであるが，虐待を虐待者の行為としてとらえるだけでなく，子ども側の視点でいかに危険にさらされているかどうかで考える必要もある．たとえば，虐待とネグレクトを並列し，「虐待は子どもに有害なことをすること」であり，「ネグレクトは子どもに必要最低限なことを提供しないこと」と判断する必要がある．

3. 取り組みの歴史

1962年，米国の小児科医ケンプ（Kempe）が，医学雑誌 JAMA に「The battered child syndrome」という論文ではじめて子ども虐待の報告を行った．入院中の子どもたちの外傷は偶然起こったものではない，という論旨は米国でも非常に衝撃的であったが，このような報告事例は決して例外的なものではなく日常的に存在すると認識され，米国の各州では1960年代から法律が作られ，子ども虐待への取り組みが行われるようになった．

一方，日本では散発的に一部の取り組みはなされていたが，本格的に取り組みはじめたのは

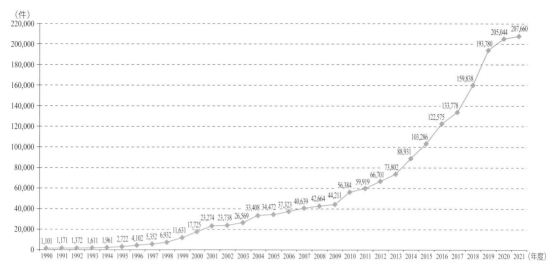

図1 児童虐待相談対応件数の推移

〔厚生労働省ホームページ：令和3年度児童相談所での児童虐待相談対応件数（http://www.mhlw.go.jp/content/001040752.pdf〈閲覧日 2023.5.30〉）より改変〕

1989年に国連総会で「児童の権利に関する条約」が採択されたことによる．1990年代になり，行政や民間団体で虐待防止への取り組みが広がり，2000年には児童虐待の防止などに関する法律が成立した．子ども虐待は，まず子どもの生命を守ることからはじまるが，その後大きな精神障害を引き起こす危険因子でもある．現在の取り組みは，子どもの生命を守ることに重点が置かれており，子どもの精神を守り育む取り組みには大きな課題が残されている．

4. 日本における子ども虐待の実態

1990年に厚生労働省が児童虐待の相談対応件数を報告して以降，一貫して件数が増加している（図1）．近年は心理的虐待の対応が急増している．

虐待による死亡事例（心中を除く）は年間で50件を超えており，乳児が多い．加害者の約6割は実母である．

5. 精神保健分野で注意すべき虐待

1）被虐待児症候群

虐待が継続・日常化した場合，その子どもは抵抗する意欲を失うばかりか，虐待を当然のこととして甘んじて受けるようになってしまうことがある．子どもがこのような状況を受け入れてしまう背景には，幼いときからの「虐待されることが日常」という環境がある．養育者との生活には不安感と不信感しかないため，安定した人格を形成することができない．このような子どもの状態を「被虐待児症候群」とよぶ．子ども虐待は，身体面のみならず発達面，精神面にも多大な影響を及ぼし，そのことを包括したものである．

2）世代間伝達

子ども虐待を受けた子ども自身が親となり，自分の子どもに虐待を加える行為が約3割にみられるという．これは虐待の連鎖，世代間伝達とよばれ，その機序は明らかではない．対人関係の築きにくさと低い自尊感情が，子育ての負担感を強めるであろう．虐待は次の世代に引き継がれる恐れがあり，長期的な視野に立った取り組みが求められる．

3）乳児揺さぶり症候群

"Shaken baby syndrome"の訳語で，おおむね生後6か月以内の乳児の体を過度に揺すること

で発生する，内出血などの外傷を伴う事態のことをいい，子ども虐待（身体的虐待）と判断されている．

首が座っておらず，頭蓋骨にもまだ隙間の多い新生児においては，眼底出血や頭蓋内出血（クモ膜下出血など），脳挫傷を伴うため，死亡や重篤な後遺症を残す危険性がある．乳児期前半においても，身体の組織が成長途上で柔らかく，首を支える力が弱いため，頭蓋内出血を起こしうる．その背景には，保護者の知識不足に加えて，集合住宅棟などで子どもの泣き声による周囲からの苦情を恐れて過剰にあやすことも指摘されている．

2002年から，厚生労働省は母子健康手帳に「赤ちゃんを強く揺さぶることは避けましょう」と明記するようになったが，同省の調査によると2007年度に少なくとも乳幼児118人が被害に遭い，そのうち8人が死亡したという．2013年3月には厚生労働省が注意喚起のDVDを全自治体に配布した．

4）代理 Münchausen 症候群

1977年，英国の小児科医ロイ・メドウ（Roy Meadow）は，母親が自分の血を赤ちゃんの尿検体に混入させるなどして赤ちゃんが病気だと装っていた症例を，代理 Münchausen 症候群として報告した．疾患名の「ミュンヒハウゼン」とは，「ほら吹き男爵」のモデルであるドイツの Münchausen 男爵からとられている．また，「代理」とは病気の振りをするのが自分ではなく，自分の代理であるという意味合いからである．

代理 Münchausen 症候群は，周囲の関心を引くためにけがや病気を捏造する症例だが，傷付ける対象が自分自身ではなく身近の者に代理させるケースをいう．子どもをもつ母親に多くみられる疾患で，その傷害対象の多くが自らの子どもであるため，子ども虐待と同列にあげられる．

自分に周囲の関心を引き寄せることが目的であり，傷害行為自体は目的ではない．手段として傷害行為におよび，自らの精神的満足を他者

から得ようとしているものであるが，子どもが患者の傷害対象である症例では，行為が反復・継続し，重篤な傷害を負わせる危険がある．

5）医療ネグレクト

子どもが医療を必要とする状態であるにもかかわらず，保護者がそれを拒否することをいう．特に，緊急の輸血や手術などの医療を受けさせず，子どもの生命をおびやかす状態に関しては，親権停止制度（改正民法）を活用し，保護者の同意が得られない対象事例に対し「児童相談所長が家庭裁判所に親権停止の審判を請求し，審判の確定により親権が停止した後，未成年後見人又は親権を代行する児童相談所長が医療行為を同意することにより，医療行為を行うことができる」とされている．しかしながら，その後の親子の再統合が困難であることが問題である．緊急ではないものの，宗教などの理由で頑なに医療を受けさせることを拒否する場合も含めて，あらかじめ児童相談所に通告しておくなど，医療機関内外での連携が求められる．

6）教育虐待・教育ネグレクト

厚生労働省の定義にはないが，最近幼児期や学齢期の死亡例も報告されている．教育虐待とは，教育やしつけを通し，親が子どもに有害なことをすること．教育ネグレクトとは，必要とされる教育を施さないことである．親から子への心理的虐待が，「教育」や「しつけ」という名目で周囲が気づきにくく，また介入しにくくなり，それがエスカレートしていく．精神面の影響の詳細はIV章「3 ストレス関連症（トラウマなど）」（p.70）を参照されたい．

■ 6．虐待のリスク因子と補償因子

1）因子のバランスの崩れ

同じような虐待のリスク因子をもっていても，虐待が発生する場合としない場合とがある．つまり，リスク因子の多さと強さが，虐待につながる因子と規定することはできない．補

表1 虐待のリスク因子（虐待者側の個人・社会的問題）

1	乳幼児期に虐待された経験がある
2	自分や周囲に対して要求水準が高い
3	攻撃性が高く，それを抑制できない
4	自己評価が低く，傷つきやすい
5	望まない結婚，妊娠，出産である
6	両親とも未熟で互いを支えられない
7	夫婦不仲である
8	経済的な問題を抱えている
9	人格障害などの精神疾患を抱えている
10	アルコールや薬物依存がある
11	相談相手がなく，孤立した閉鎖的な家庭である
12	身体疾患に罹患しており，それによるストレスを抱えている
13	新生児期〜乳幼児期にかけて子どもと離れて暮らしたことがある

表2 虐待の補償因子

親側の因子	・協力的な配偶者や親族 ・子育ての中で見出した喜びとゆとり ・保健師や小児科医，保育師など早期にかかわる支援者の存在 ・理解ある地域や職場，学校などの社会支援 ・ペアレントトレーニング
子ども側の因子	・複数の親族とのかかわり ・学校や地域で特定の大人との間での人間関係の成立 ・集団現場における欠かせない役割意識 ・特性に配慮した教育支援 ・併存症状への適切な医療的介入

償因子とは，リスク因子を軽減し，虐待に至ることを防止する因子であるが，虐待はリスク因子と補償因子のバランスの崩れで起こることが想定されている．表1に虐待のリスク因子，表2に虐待の補償因子を示す．

補償因子はすべての子どもに共通するものが多いが，ペアレント・トレーニングは参加する親同士が悩みを共有するのみならず，具体的な助言を得ることができる．効率のよい子どもへの接近・回避行動を学ぶことにより，最終的には親側の安定した情動コントロールに結びつき，子どもにとっても間接的な補償因子の増強になると考えられている．

2）レジリエンス

　レジリエンス（resilience）とは，回復する力，立ち直る力と訳される．重大な逆境や困難な経験などに直面しリスクの存在がある際に，子どもが社会的に良好な状態を維持し適応的な生活が送れるよう乗り越える力を構成することである．レジリエンスを構成する保護要因には，個人の内的要因と周囲から得られる外的要因（社会的資源）とのプロセスにおける複合的な相互作用が影響する．ギリガン（Gilligan）は，要保護児童分野におけるケアに関するレジリエンスの意義を強調し，レジリエンスを促進する保護要因を述べている．内的要因は，学力，楽観主義，粘り強さ，信じることの資質，肯定的な自尊感情，自己効力感，ストレスの軽減などで，外的要因は，他者との信頼関係の構築（安全基地をもっている感覚），メンター（mentor，支援者，信頼のおける相談相手）の存在や世話をする人との支援関係，学校，余暇時間における経験，仲間関係などである．

2　不登校とひきこもり

1　不登校を呈する児童・生徒の一部には神経症的な側面がみられ，未診断の精神疾患が潜んでいる可能性がある．

2　不登校が長期化・繰り返す場合には，年齢で区別することなく同一の基準で理解・支援を行う．

3　不登校やひきこもりの背景には，精神疾患がある可能性を念頭におく．長期の休みにも心気的状況が改善しない，自宅から外出しない，疎通性が悪いなどの様子がみられたら，専門医療期間に相談することが望ましい．

4　不登校やひきこもりの背景に発達障害の可能性が考えられる場合は，経過を見守るのではなく積極的な支援方法を検討する．

1．不登校

1）用語の変遷

不登校は，1932年イギリスのブロードウィン（Broadwin）が"school refusal"「登校拒否」という用語を使用して，怠学とは異なる神経症的な側面をもった葛藤の強い子どもについての報告を行ったことが最初である．その後，1941年にはジョンソン（Johnson）らが"school phobia"という用語を用いて詳しく報告した．

日本においては1950年代後半，おもに小学校低学年の長期欠席が取り上げられ，1960年代になると欧米の研究をもとに「学校恐怖症」として検討がされはじめた．さらに1975年には，不登校は子どものパーソナリティーの問題だけでなく，社会の教育体制が子どもに影響をもたらす教育問題として考えられるようになった．

2）欧米と日本との概念の違い

欧米では，初期の報告から一貫して精神医学的な側面で検討されており，用語も「神経症的な側面」や「学校恐怖症」という精神医学に関連した表現が使われていた．一方，日本では精神医学的な側面からの系統だった検討は少なく，教育学的な検討が進められてきた．この背景には，日本における児童精神医学の遅れや専門家の不足，「平等な教育を施す」ことを重視した日本の教育システムとの関連がありそうである．そのため，教育関係者は多かれ少なかれ，「不登校はどの子どもにも起こり得る自立前の葛藤状態であり，大人は暖かく見守るべき」と理解しているように思われる．

現在，文部科学省は不登校について「何らかの心理的，情緒的，身体的あるいは社会的要因・背景により，登校しない，あるいはしたくともできない状況にあるため年間30日以上欠席した者のうち，病気や経済的な理由による者を除いたもの」と定義し，その理由による区分別に毎年発表している．文部科学省は近年，病気や経済的理由で長期に欠席している者も含めて長期欠席者(不登校等)として報告している．

3）不登校の実態

令和3年度「児童生徒の問題行動等生徒指導

表1 文部科学省による不登校の調査（令和3年度）

小・中学校における不登校児童生徒数は，小学校 81,498 人（前年度 63,350 人），中学校 163,442 人（前年度 132,777 人）の合計 244,940 人（前年度 196,127 人）で，在籍者数に占める割合は小学校 1.3%（前年度 1.0%），中学校 5.0%（前年度 4.09%）の合計 2.57%（前年度 2.05%）

〔文部科学省ホームページ：令和3年度 児童生徒の問題行動・不登校等生徒指導上の諸問題に関する調査結果（https://www.mext.go.jp/content/20221021-mxt_jidou02-100002753_1.pdf〈閲覧日 2023.5.19〉）より引用〕

上の諸問題に関する調査」の調査結果の要旨を転載する（表1）.

2. ひきこもり

厚生労働省の「ひきこもりの評価・支援に関するガイドライン」では，思春期のひきこもりの概念を以下のように定義している.

「様々な要因の結果として社会的参加（義務教育を含む就学，非常勤職を含む就労，家庭外での交遊など）を回避し，原則的には6か月以上にわたって概ね家庭にとどまり続けている状態（他者と交わらない形での外出をしていてもよい）を指す現象概念である. なお，ひきこもりは原則として統合失調症の陽性あるいは陰性症状に基づくひきこもり状態とは一線を画した非精神病性の現象とするが，実際には確定診断がなされる前の統合失調症が含まれている可能性は低くないことに留意すべきである」.

さらに，年齢で不登校とひきこもりを区別するのではなく，同一の基準で理解・支援を，と提言している. 不登校がひきこもりと同一の状態像と指摘されることには，特に教育関係者は違和感を覚えるかもしれないが，少なくとも関係の深い状態像として認識すべきであろう.

3. 不登校とひきこもりの関係

表1の不登校の報告の中には，欠席日数での区分は示されていないが，「不登校の状態が前年度から継続している児童生徒数」としてその割合が示されている. 前年度から継続しているのは 30.7〜67.5% で，学年が上がるごとにその割合が増えている. 中学3年の不登校の生徒の多くがひきこもり状態あると考えることができる.

また，文部科学省は高校生の不登校の数についても公表しているが，中学を卒業して高校に在籍していない子どもは当然含まれていない. 中学卒業時に不登校であった生徒がその後どうなったかは調査できていないということから，これらの子どもの大部分は厚生労働省の「6か月以上」という期間的な基準を満たし，「ひきこもり状態」ととらえたほうがよいように思われる.

4. ひきこもりと精神疾患

前述の「ひきこもりの評価・支援に関するガイドライン」においても，精神疾患の多くはひきこもり状態を呈することを指摘し，診断確定前の統合失調症についての定義を記載しているが，そのほかにもひきこもりと関連の深い精神障害のおもなものとして，広汎性発達障害，強迫性障害を含む不安障害，身体表現性障害，適応障害，パーソナリティ障害，統合失調症などをあげている.

急性期精神科医療の現場では，30歳以下の初診患者のうち 22% がひきこもりを呈しており，その診断は統合失調症，神経症性障害，広汎性発達障害を中心とする発達障害がほぼ同数だったという報告がある. また，精神保健福祉センターでのひきこもり相談来談者の調査からも，全体の 30% 弱に発達障害の診断がついたという.

このような数字が示唆するのは，発達障害の特性のいくつかがひきこもりとの親和性をもっているのではないかという点である. 発達障害児（者）の支援にあたっては，各発達障害の認知特性に適合させた指導プログラムや生活・就労支援が必要かつ有効である. ガイドラインでは，「精神障害には発達障害が含まれている」と

いう視点からの記載を行っている.

5. 支援

不登校が社会問題化する中，教育機関では不登校児を支援する場として「適応指導教室（自治体によっては教育支援センター）」を教育委員会が設置し，不登校の小中生を対象に学籍のある学校とは別の公的な施設のどこかに部屋を用意し，そこで学習の援助をしながら本籍校に復帰できることを目標に運営している．学校生活への復帰を支援するため，教育センターなど学校以外の場所や学校の余裕教室などにおいて，児童生徒の在籍校と連携をとりつつ個別カウンセリングや集団での指導，教科指導等を組織的，計画的に行う.

適応指導教室に通う不登校児は，いじめや家庭の事情，無気力などをきっかけとして学校に通えなくなったのであるが，きっかけは1つではなく，いくつかの要因が存在している場合がある．支援を行うにあたり，主だったきっかけを解決できれば不登校問題も解消するということにはならない点に留意する必要がある．不登校児童生徒の過去の状況について，それだけにとらわれないことが重要であろう.

不登校が長期間継続している場合，特に前述の教育機関などでの支援を受けることなく持続している場合は，ひきこもり状態として捉える必要がある．欠席の日数が多く，学期や年度をまたいで継続している児童生徒の中で，表2のような様子がみられる場合は医療機関への受診を検討すべきである.

なお，長期間の不登校は，本人の精神医学的側面だけでなく家庭機能の問題としても捉える必要がある．それは家族の倫理観や極端な教育方針（宗教の教えで学校に行かせないなど），虐待・ネグレクトの背景である.

「子どもが面談を希望しない」という理由で，親が子どもとの面談を拒む場合がある．親の言動に矛盾を感じることがあれば，児童相談所などの外部の機関と連携し，その背景を検討する.

表2	専門家の受診をすすめるべき子どもの様子
1	自宅からまったく外出できなくなる
2	休日（特に夏休み，冬休み，春休みなど長期の休み）であっても心気的な状態が改善しない
3	長期間入浴をしないなど，自分の身辺に構わなくなる
4	イライラして家族に激しい乱暴を繰り返す
5	対人関係で疎通性にかける
6	説明のできない学業や行動の劣化もしくは大きな変化
7	手洗いや儀式的な確認などの行為を繰り返す
8	幼少時期から奇異な行動や言語の発達が疑われる
9	些細な事柄への執拗なこだわり
10	明らかな理由のない身体愁訴の繰り返しや睡眠障害
11	家庭内にいても好きなことを楽しめない（食事やテレビ鑑賞，ゲーム遊興中も楽しくなさそうなど）

〔古荘純一：不登校. 古荘純一，新小児精神神経学 第2版. 日本小児医事出版社，2009：124-133 より改変〕

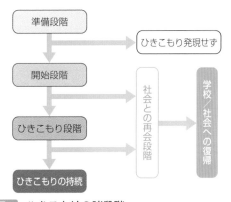

図1　ひきこもりの諸段階
〔厚生労働省ホームページ：ひきこもりの評価・支援に関するガイドライン（http://www.mhlw.go.jp/content/12000000/000807675.pdf〈閲覧日 2023.5.22〉）より改変〕

表3 ひきこもりの諸段階ごとの特徴と対応

段 階	特 徴	対 応
準備段階	身体症状や精神症状や問題行動などの一般的症状が前景に立つ時期	顕在化した症状のケアなどを通じて子どもの心の訴えに耳を傾け対処すべき
開始段階	激しい葛藤の顕在化，家庭内暴力などの不安定さが目立つ時期	当事者には休養が，家族やその他の関係者には余裕が必要な時期であり，支援者が過度に指示しすぎないことが肝要
ひきこもり段階	回避と退行が前景に出て，葛藤は刺激されなければ目立たない．徐々に回復していく場合もあるため，焦りに基づく対応は避ける．しかし，何の変化もみられないまま遷延化する徴候がみえたら積極的な関与も考慮すべき時期	焦らずに見守る，性急な社会復帰の要求は避ける，家族の不安を支える，適切な治療・支援との出会いに配慮が必要
社会との再会段階	試行錯誤しながら外界（多くは中間的・過渡的な場）との接触が生じ，活動が始まる時期	子どもの変化に一喜一憂せずに安定した関わりを心がける（家族が焦って登校刺激や外出刺激を行う傾向がある）

〔厚生労働省ホームページ：ひきこもりの評価・支援に関するガイドライン（http://www.mhlw.go.jp/content/12000000/000807675.pdf〈閲覧日 2023.5.22〉）より改変〕

　図1，表3にひきこもり状態の各段階とその特徴，対応を示す．各段階にどのくらい支援の時間を必要とするかは，各事例の特性によって全く異なる．

Column 3　コロナ禍と子どものうつ自殺

　コロナ禍で子どもの自殺数が増加している．女子とくに高校生の増加が目立っている．背景に「（コロナ）うつ」があることも推測される．自殺の原因や動機として，学業不振や親からの叱責に加えて，進路の悩みが多い（次節Ⅵ章「3 自傷・自殺」p.117も参照）．

3 自傷・自殺

POINT！

1 中学・高校生の 10％程度に，自傷の経験があると推測される．

2 自傷行為の背景には，家庭，学校，対人関係のストレスがあることが多い．

3 自傷行為に加えて，摂食障害，性衝動行為，薬物使用などの自己破壊的行動をとる人は，自殺のリスクが高くなる．

4 思春期までの教育の現場でも，自殺の予防対策に取り組むことが望まれる．その際は集団への生命尊重，道徳教育ではなく，個々に対する傾聴と相談システムの整備が重要である．

1. 自傷と自殺の関連

　自傷行為を行う人の自殺企図との関連性や，これらの異同について議論されることがあるが，自傷には自殺の意図が見え隠れしていることが少なくなく，実際に自傷行為を繰り返した後に自殺で亡くなる人も多い．

　イギリスでは，自殺の意図のない自傷行為を行った人のうち，1 年以内に自殺が生じる相対危険度は 66 倍であると報告している．また，日本でも自殺の意図のない自傷行為で精神科を受診した人のうち，その 19％が 1 年以内に自殺を企図しているという．

　思春期の子どもには自傷は比較的よくみられる行動であり，自傷を行うすべての青少年を自殺予備軍と考えるのは無理がある．一方で，自傷行為と自殺企図を区別することで，自殺の危険性を過小評価することが危惧されている．

　自傷，自殺未遂，自殺は，移行性のある 1 つのスペクトラム（連続体）という考え方もできる．それを踏まえたうえで，経過を詳細にみていくことが重要である．

　本項では，「自傷」「自己破壊的行動」「自殺」に分けて表現しているが，あくまで自傷行為を「非自殺的」と限定せず，スペクトラムとして解説する．

2. 自傷

1）概念

　意図的に自らの身体を傷つける行動の総称である．リストカットは手首を意図的に傷つける自傷行為で，最も高頻度にみられ，子どもの間では「リスカ」と短縮してよばれたりもする．なお，手首に限らず広範囲にみられることもある．リストカット（手首損傷）は女性に多いが，自傷全体では，男女間に差は明らかではないともいわれる．

　リストカットなどの自傷によって，一時的に気分が晴れるため，繰り返すことが多くなる．しかし，繰り返す頻度が高くなるほど自殺に至る危険性が高くなるため，注意が必要である．

2）疫学と背景

　自傷行為は思春期に出現することが多く，日本では平均 14 歳前後である．近年，中学・高校生でリストカットを経験した生徒が増加してお

表1	自傷行為を行う子どもの特徴
1	身体的虐待の経験が多い．親はしつけと称して虐待とは認識していなくても，子どもや周囲からすれば虐待としか考えられない場合が多い
2	虐待に限らず，暴力場面の目撃やいじめ・暴力の被害を受けた経験が多い
3	葛藤から逃れようと，早期に飲酒，喫煙，市販薬や違法薬物使用が認められる傾向がある
4	拒食や過食などの摂食障害を伴うことが多く，服薬治療を受けると薬物を一度に大量に飲む傾向がある
5	一般に，男子の場合は女子より重症な外傷体験を示唆する
6	男子の場合，自傷と同時に他者への攻撃性をみることがある
7	思春期以前，特に早期にはじまるほど外傷体験が重症である
8	自尊感情が低く，自分の感情を言葉にして表現することが苦手であり，言葉や他の行動でストレスを発散できないことが多い
9	自傷が出現するまでに，自分を理解してくれる大人に巡り会うことができず，唯一，自傷行為によって気分を晴らすことで低下した自尊感情を高めようとしていると捉えることもできる．人から注目されたいという思いが誘因となることもある

り，およそ10％程度で女子のほうがその割合が高いとされている．自傷行為のみでは医療機関を受診しないこと，集団を対象とした調査が行いにくいことから，実態の把握はむずかしい．

何らかのトラウマ体験と，低い自尊感情が背景にあることが推測されている．医療機関（おもに精神科）を受診したことのある子どもの場合は，人格障害，行動障害，神経症圏の障害，統合失調症，気分障害，発達障害など，背景にある精神障害を考慮する必要がある．自傷行為を行う子どもの特徴を表1に示す．

3）対応

単なる生命尊重教育あるいは道徳教育は自傷予防に役立たないどころか，悪影響を及ぼすともいわれている．また，自傷をただ単に「死ぬ気がなく注意を引きたいだけの行動」とは決して考えてはいけない．自傷行為を行う子どもたちは，虐待やいじめ被害を受けていることが多い．そのような子どもたちが「命を大切に」などと諭されると，どうして自分だけがひどい目に遭うのだと反発心が湧くことにもなる．彼らは自殺の危険性が高いことを念頭において話す

べきである．

自傷行為を非難したり，また反対に無視したりするのではなく，自傷を行う子どもの存在を認め，長い目で彼らをサポートすることが必要である．背景にある自尊感情の低さや葛藤を理解し，その存在をあるがままに認め，見守る姿勢を保つことが重要である．

「つらいときに誰かに相談することはいいことだ」「リストカットは正しいやり方ではないが，背景にはそうせざるを得ないつらい気持ちがある．自分1人で抱え込まずに信頼できる大人に助けを求めるように声をかけることだ」など，自殺予防教育は子どもの心の健康を守り続ける内容であることが望ましい．

3. 自己破壊的行動スペクトラム

自殺について漠然と考えることは，小児であっても決して稀なことではない．しかし，自殺について考えること（希死念慮）と自己破壊的行動（衝動的に自分自身の身体に有害な行動を行う）はスペクトラムと捉えることができる．

希死念慮（思考）のスペクトラムは，消極的（漠然と）と死について考える/受動的な死（た

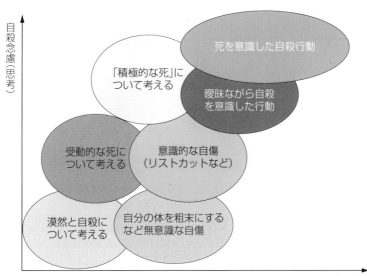

図1 自殺リスクとしての「希死念慮」,「自己破壊行動スペクトラム」

図中のラベル:
- 自殺念慮（思考）
- 死を意識した自殺行動
- 「積極的な死」について考える
- 曖昧ながら自殺を意識した行動
- 受動的な死について考える
- 意識的な自傷（リストカットなど）
- 漠然と自殺について考える
- 自分の体を粗末にするなど無意識な自傷
- 自己破壊的行動

とえば今乗っている車が事故に遭ったら死ねるなど)/積極的に死について考える（死ぬ方法を意識する)/具体的に死についての方法を考えるの順にリスクが高くなっていく.

　自己破壊的行動のスペクトラムは，無意識に身体に有害な事をすること（飲酒・喫煙，市販薬の乱用，摂食障害，衝動的な性行動)/自傷行為（リストカットなど死をイメージしたもの)/自殺についての情報収集や実験（道具を準備，薬を摂取)/自殺行動化（未遂・既遂など，狭義の自殺企図）の順にリスクが高くなっていく（図1).

　自傷を繰り返し，制御が聞かなくなると過量服薬を繰り返し，それでも葛藤が強く致死性の高い飛び降りや飛び込みをして死亡するというパターンもある.希死念慮と自己破壊的行動スペクトラムの初期段階で，危険因子を見極めて，青年期〜成人期を展望した自殺予防策が望まれる.

表2 自殺の危険性を考慮する小児期の精神疾患

自殺の危険性に十分に注意する疾患	自殺の危険性がある疾患
・うつ病 ・双極性障害 ・統合失調症 ・摂食障害 ・薬物関連障害	・パニック性障害 ・強迫性障害 ・心的外傷後ストレス障害 ・適応障害

その他の精神疾患も，上記の疾患を併存することが少なくないことに留意する.

4. 自殺

1）疫学と病因

①精神医学的背景

　自殺する人のほとんどが精神疾患にかかっており，しかも無治療であったという指摘もある.中でも，うつ病や感情が障害される病気であれば，非現実的で否定的な思考から自殺願望が歪曲されて生じるため，うつの治療と並行して自殺を防止する必要がある.表2に，自殺の危険性を考慮すべき小児期の精神疾患を示す.

②心理・社会的背景

　心理・社会的特徴としては，過去の自殺関連

表3	自殺の危険因子
1	精神疾患に罹患している
2	自傷，自殺未遂の既往（特に未受診例）
3	自殺の家族歴
4	具体的な計画や準備（の示唆），ネットでの情報収集
5	被虐待歴，複雑な家庭環境
6	長期にわたるいじめ被害，不登校
7	アルコールや薬物への依存
8	低い自己評価
9	絶望感

行動，18歳未満での親との離別，精神障害の家族歴，不登校，いじめ被害において，40～60%の経験率が確認され，特に女性においてこうした危険因子を重ねもつことが多く認められた．さらに，青少年における自殺の危険因子として，諸外国の研究では，精神障害とともに，自殺未遂歴，複雑な家庭状況，いじめ・退学・長期欠席などの学校生活上の出来事といった要因の関与があるという（表3）．

また，生前に精神科受診をしていた事例では比較的若年成人の事例が多く，死亡時の精神障害の診断で統合失調症への罹患が推測されるものが少なくない．また，自殺既遂時には治療薬の過量摂取の影響が疑われる事例も多く確認されたという．

自殺の家族歴は，遺伝子学的な脆弱性がある可能性や，行動の学習効果（模倣すること）などが考えられているが，明らかではない．被虐待歴は，低い自己評価をもたらし自殺のリスクを高める．また，アルコールなどの薬物依存状態で，理性的な思考が障害されると衝動行為に走りやすい．絶望感は，うつ病患者と自殺を結びつける重要なコンセプトである．重要なこと

表4	自殺を考えている人への対応の手順
・傾聴に努め，まず状況を把握する
・問題となっていることがらを整理する．大抵の場合，問題は複合的な場合が多い
・自殺の生じる危険性のアセスメント（評価）をする（今死にたい気持ちがどうなのか，危険因子があるか，身近に支援をしてくれる人がいるのか，キーパーソンは誰なのかなど）
・自殺の危険性が高い場合には，医療機関での対応，身近な人や警察官への要請などを通じて安全を確保する
・自殺を防いできた，あるいは自殺を予防する方向に作用する要因を見定め，これを強化する
・自殺以外の解決法があることを伝え，その方法を話し合う
・キーパーソンを見定め，ともに支援にあたることを要請する
・支援・ケアと社会資源の導入を検討する
・自殺をしない約束を交わす
・必要に応じて支援・ケアを継続する．可能な限り支援導入後の状況を確認し，支援・ケアの有効性についてアセスメントをする
・相談対応の内容は文書に残し，他の人でも同様の対応ができるように整備をしておく

〔桑原寛，ほか：自殺に傾いた人を支えるために 相談担当者のための指針（http://www.mhlw.go.jp/bunya/shougaihoken/jisatsu/dl/02.pdf〈閲覧日2023.5.22〉）より改変〕

はこれらの危険因子が同一の人に重なって現れやすく，相乗的に危険を高くすることである．また，近年の自殺の報道や自殺に関連したネット情報も自殺の危険を増す可能性があり，注意が必要と思われる．

2）対応

「自殺に傾いた人を支えるために相談担当者のための指針－自殺未遂者，自傷を繰り返す人，自殺を考えている人に対する支援とケア」に記載された対応の手順を表4に示す．

4 少年非行

> **POINT！**
>
> 1 少年法に規定された非行少年とは，家庭裁判所の審判に付される，①犯罪少年，②触法少年，③ぐ犯少年のことである．
>
> 2 精神疾患が直接少年非行と結びつくわけではないが，ストレスやトラウマ処理ができないことが契機となり，結果的に非行行為となる可能性がある．
>
> 3 非行少年には安心できる居場所確保，加えて背景に精神障害を抱える子どもにはトラウマケアが重要である．

1. 定義

　マスメディアなどで少年非行の問題が取り上げられる際，「犯罪少年」「不良少年」の相違があいまいなままに論じられることがあるが，少年法第3条は非行少年を「家庭裁判所の審判に付される，①犯罪少年，②触法少年，③ぐ犯少年のことである」と規定している．表1にそれぞれの定義について示す．

2. 少年非行の歴史的推移

　図1は，少年による刑法犯の検挙人員と人口比の推移を示した．昭和26年，39年，58年をそれぞれピークとする波がみられる．宮下によれば，「昭和26年の第1の波は戦後の混乱期のもので，貧しさからの窃盗事件などが主流を占めていた．昭和39年の第2の波は高度経済成長期のもので，性犯罪や粗暴犯が多い．昭和58年の第3の波は豊かになってきた社会でのスリルを求めての非行と捉えられ，『初発型（遊び型）非行』とよばれる．自転車やバイクの窃盗，校内暴力などの事件が多い．その後は増減があるものの，少子化に伴い少年事件は減少傾向にある」という．

表1 少年法に定められた非行少年の定義

犯罪少年	罪を犯した14歳以上20歳未満の少年
触法少年	実質的には罪を犯しているが，その行為のとき14歳未満であったため，刑法上，罪を犯したことにはならないとされている少年
ぐ犯少年	20歳未満で，保護者の正当な監督に従わないなどの不良行為があり，その性格や環境からみて，将来罪を犯すおそれのある少年

〔裁判所ホームページ：少年事件とは（http://www.courts.go.jp/saiban/syurui_syonen/syonen_jiken/index.html〈閲覧日2023.5.30〉）より改変〕

3. 罪名にみる少年非行の特徴

　図2は，検察庁が令和3年に受理した犯罪少年の非行内容の内訳を示したものである．無免許運転などの道路交通法違反が23.1％，過失運転過失致死傷などが20.6％であり，交通関係があわせて43.7％を占めている．交通以外の刑法犯では窃盗や傷害・暴行が多く，この2つをあわせると全体の29.3％になる．大麻取締法，横領・背任はそれぞれ全体の2.9％，2.7％である．

4. 少年の重大事犯の動向

　殺人および強盗について，少年の検挙人員の推移を年齢層別に示したものが図3である．平

① 刑法犯・危険運転致死傷・過失運転致死傷等

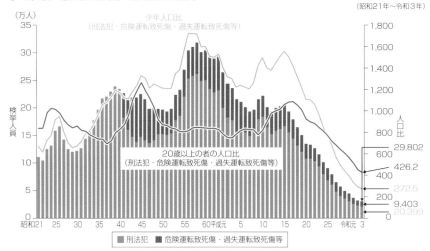

図1 少年による刑法犯 検挙人員・人口比の推移

注）警察庁の統計，警察庁交通局の資料および総務省統計局の人口資料による．犯行時の年齢による．ただし，検挙時に20歳以上であった者は成人として計上している．触法少年の補導人員を含む．昭和45年以降は，自動車運転過失致死傷などによる触法少年を除く．「少年人口比」は10歳以上の少年10万人あたりの，「成人人口比」は成人10万人あたりの刑法犯検挙人員である．
〔法務省ホームページ：令和4年版 犯罪白書 検挙人員（http://hakusyo1.moj.go.jp/jp/69/nfm/n69_2_3_1_1_1.html〈閲覧日：2023.6.7〉）より改変〕

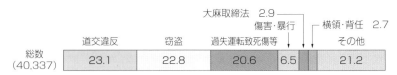

図2 犯罪少年の検察庁新規受理人員の罪名別構成比（令和3年）

注）検察統計年報による．受理時の年齢による．「横領」は，遺失物など横領を含む．
〔法務省ホームページ：令和4年度版 犯罪白書 検察（http://hakusyo1.moj.go.jp/jp/69/nfm/n69_2_3_2_2_1.html#h3-2-2-1〈閲覧日：2023.6.7〉）より改変〕

成22年版犯罪白書によると，殺人の検挙人員は「近年は，概ね，年長少年（18歳～19歳）及び中間少年（16歳～17歳）が20～30人台，年少少年（14歳～15歳）が10人前後，触法少年（14歳未満）が10人未満で推移」している．また，強盗の検挙人員は「触法少年を除く各年齢層では，5年前後から急増したが，16年に急減した後，概ね減少傾向にあり，触法少年では，昭和62年以降10～30人台で推移」している．

5. 少年鑑別所に入所してくる少年たちの特徴

少年鑑別所の現場からみると，入所する少年は，家庭でも学校でも職場でも「よい体験」をしていないという．「よい体験」というのは何かを成し遂げた体験や努力が報われた体験，認めてもらえた体験，大切に扱われた体験のことである．また，家庭や学校生活での様々な活動を体験しておらず，地域や近隣との付き合いの中での体験も乏しいことが多いという．このような環境の中で彼らは，「自分の可能性を広げていけない」「何に向かって頑張ればいいのかわからない，目標がない」といった状態に陥り，最終的には「今が楽しければそれでいい」という考え方になり，非行に至ってしまうという．

加えて，安心できる居場所がないという．彼

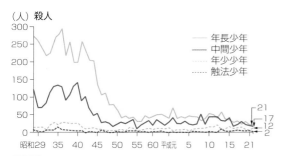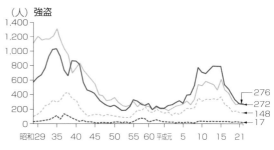

図3 少年による殺人・強盗 検挙人員の推移（年齢層別，昭和29年～平成21年）

注） 警察庁の統計による．犯行時の年齢による．検挙時に20歳以上であった者を除く．「触法少年」は補導人員である．
〔法務省ホームページ：平成22年版 犯罪白書 少年の重大事犯の動向（http://hakusyo1.moj.go.jp/jp/57/nfm/n_57_2_7_1_5_1.html〈閲覧日：2019.7.31〉）より改変〕

らは居場所を探し求め，最終的には不良仲間に居場所を求めることが多いわけであるが，仲間といても安心感はもてず，「自信のなさを知られたくない，弱みをみせたくない，なめられたくない」「面白いやつ，付き合いのいいやつ，新しいことを知っているやつでいたい」という気持ちから，また非行に走ってしまうという．

悪ぶって強がっている少年たちはむしろ弱さを抱えており，自尊感情を保てないと推測される．肯定的体験が少なく，自尊感情が低い少年たちにありきたりの「矯正教育」を行い，「更生」を期待することは本質的な対応ではない．治療的なケアも重要であろう．

6. 少年非行とその他の精神疾患

以下にあげる7つの疾患や状況はすべて，直接非行に結びつくものではない．むしろ例外的であるものも含まれるが，非行に走るきっかけとして考えられる状況，関連する状況として以下に記す．それらを抑制する因子なども，今後検討していくことが求められる．

1）ADHD

他者を意図的に傷つけようとはしておらず，結果的に衝動行為をとってしまうことがある．しかし，反抗挑戦性障害は意図的な攻撃行動をとることがある．反抗対象の大人に対しての怒りとともに，依存願望や甘えの感情が存在する．

2）ASD

ASDは，他者の気持ちを察したり共感する能力に乏しいうえ，物事に対するこだわりが強いため，自身のこだわりを維持することが社会規範に違反し，結果的に非行行為に及ぶことがある．またトラウマを受けるとそれを忘却することが困難であり，ことあるごとにフラッシュバックを呈することから，トラウマケアができなければ，誤った対処法として結果的に他害行為などに及ぶ可能性もある．

3）統合失調症

被害妄想や幻聴に基づく唐突かつ執拗な攻撃的行動のほか，人格の変化により，盗みや暴力行為，性的逸脱，嘘言が現れる．

4）気分障害

うつ病の子どもが非行に走ることはまれであるが，子どもの場合，成人と比べてイライラや焦燥感が目立つことがあり，それが破壊行為や傷害行為となることもある．

5）薬物関連障害

薬物を使用すること自体が非行であるが，それを乱用することで病的な幻覚や妄想のもと他者への支配的な行動が生じてくる．

6）子ども虐待

子ども虐待の背景があると非行に結びつきやすい．この要因として，倫理観や家庭教育の問題，経済的困窮などが指摘されているが，トラウマが関連している可能性もある．

7）ひきこもり

例外的ではあるが，ひきこもりを呈した子どもの一部に社会的に重大な事件との関連が指摘されている．また，重大事件を起こした子どもを後方視的にみると，過去もしくは現在に不登校やひきこもりの状態であったことが目立つ．

いずれも精神疾患と少年犯罪が直接関与するものではない．診断・支援の遅れ，トラウマ体験により自尊感情の低下が関連している．特に発達障害者では，生来の認識の歪み，いじめの体験などの対人ストレス，ASDでは興味の偏り（性的事項，実験的興味），サスペンス番組や事件を模倣すること，などの影響が指摘されている．

背景に精神疾患の存在が示唆される事例に関しては，医療と連携してその診断や背景，障害特性などの確認が必要である．さらにトラウマ体験（発達障害児ではその体験が独特で気づかれないこともある）のケアも重要である．

Column 4 発達障害と QOL 研究

筆者らは，発達障害の人の QOL を調査している．横断研究であるが，二次合併症があると QOL 自体が低下するが，中核症状のみでは QOL は必ずしも低下しないことが示唆されている（図4，5）．

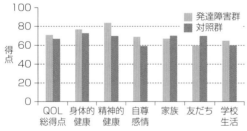

図4 二次合併症のない注意欠陥/多動性障害の子どもと対照群の QOL

〔古荘純一：小学生版および中学生版 QOL 尺度を用いた精神疾患の早期発見の検討．日小児会誌 2011；115：760-768 より改変〕

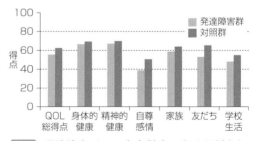

図5 発達障害で，二次合併症のある子どもと対照群の QOL

〔古荘純一：軽度発達障害における小学生版 quality of life 尺度の検討．脳と発達 2006；38：183-186 より改変〕

5 喫煙，飲酒，物質使用症

POINT！

1 中学・高校生の飲酒率・喫煙率は，ともに減少傾向にある．

2 酒や煙草，危険ドラッグが，違法薬剤のゲートウェイドラッグとなることがある．

3 飲酒は早期であるほど脳への影響が大きく，また依存症が生じやすい．

4 中学生の薬物乱用問題は，有機溶剤から危険ドラッグに変わってきている可能性がある．

5 具体的な内容を伝えながら薬物乱用防止教育を行うだけではなく，子どもの生活の変化や SOS サインを早めに察知すること，相談や援助の窓口を設置することが重要である．

1. 日本の中学・高校生の実態調査

　厚生労働省研究班は，喫煙および飲酒行動の実態と関連要因の検討のため，全国から無作為に中学校，高等学校を抽出，学校長宛に無記名の調査票と密封封筒を送付し，担任教師より生徒に調査票を配布して教室内で記入させ，回収できた約10万人分を解析した（図1～3）．その結果，飲酒・喫煙ともその頻度は減少しており，特に男子の喫煙頻度が減少していた．しかし，ノンアルコール飲料は，特に女子の飲酒の入り口となっている可能性があった．

2. 飲酒の影響

　未成年者の飲酒については，法律で禁止されている，という漠然とした説明ではかえって子どもが興味をもってしまいかねない．説明する場合，具体的に以下の4点の理由をあげるとよい．

①人格形成に悪影響を及ぼす

　感情が高ぶりやすい時期に飲酒を続けると，アルコールが前頭前野（理性的な行動を司る中枢）の神経細胞を壊してしまう一方で，扁桃体（感情の中枢）に刺激を与えて理性的な行動ができにくくなる．

②記憶力が低下する

　脳の中の海馬には常に新しい記憶が蓄えられているが，海馬の神経細胞はアルコールの影響を受けやすく，若年者ほどアルコールによって記憶力が極端に悪くなることが実証されている

③二次性徴に悪影響を及ぼす

　視床下部から下垂体の刺激伝達が悪くなり性ホルモンの分泌が落ちてくる．

④早期での飲酒ほど依存症になりやすい

　発達途上の脳には，より悪影響を及ぼしかねない（図4）．

3. 喫煙の影響と禁煙教育

1）周囲の喫煙による子どもへの影響

　煙草は最大の発がん物質であるとともに，大人の喫煙による周囲の受動喫煙が問題とされている．子どものいる環境ではそのほかに，①妊

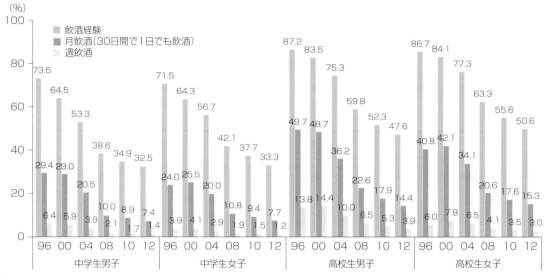

図1　中学・高校生の飲酒頻度の推移

推計数（2012年の中学高校の生徒数〔全国〕と頻度より算出）：飲酒経験者276万3千人，月飲酒者75万2千人，週飲酒者15万8千人．〔大井田隆，ほか：未成年の喫煙・飲酒状況に関する実態調査研究．（http://www.gakkohoken.jp/files/theme/toko/h24_kitsuenins huchosa.pdf〈閲覧日2023.9.22〉）より改変〕

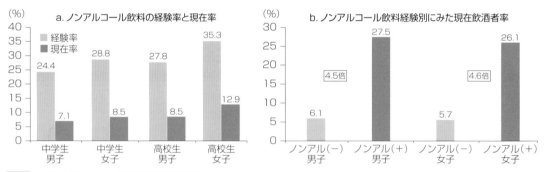

図2　ノンアルコール飲料経験者の割合

〔大井田隆，ほか：未成年の喫煙・飲酒状況に関する実態調査研究．（http://www.gakkohoken.jp/files/theme/toko/h24_kitsuenins huchosa.pdf〈閲覧日2023.9.22〉）より改変〕

婦から未熟児が産まれやすくなる，子どもの発育が阻害される危険，②誤飲の危険，③火傷の危険（大人がもつ煙草は子どもの顔など上半身の高さに位置する），火災の危険，④アレルギー症状の誘発などもある．したがって，子どものいる環境では禁煙を厳守すべきである．

2）未成年者の喫煙がよくない理由

①短期間でのニコチン依存

　大人がニコチン依存になるには5～10年程度かかるが，中学生ではほんの数週間程度の喫煙でニコチン依存となることがある．年齢が低いほど，短期間でのニコチン依存状態となりやすい．すでにニコチン依存状態となっている子どもには，意志が弱いなどといった教育よりもまずは「ニコチン依存症」という病気としての治療が必要である．禁煙補助薬を使えば比較的楽に禁煙が可能で，子どもは成人に比べて短期間でニコチン依存から脱却できるとされている．

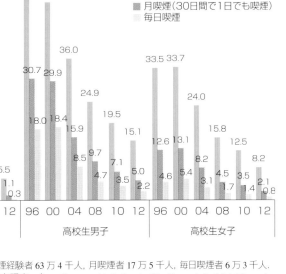

(%)

| | 喫煙経験 | 月喫煙（30日間で1日でも喫煙） | 毎日喫煙 |

中学生男子
	96	00	04	08	10	12
喫煙経験	34.6	28.7	18.2	12.3	10.2	8.7
月喫煙	10.9	9.4	3.8	2.9	2.5	2.2
毎日喫煙	2.4	2.6	1.3	0.8	0.7	0.5

中学生女子
	96	00	04	08	10	12
喫煙経験	19.9	20.0	13.9	9.5	7.2	5.5
月喫煙	4.9	5.6	3.6	1.9	1.5	1.1
毎日喫煙	0.7	1.0	0.6	0.3	0.3	0.3

高校生男子
	96	00	04	08	10	12
喫煙経験	51.9	50.3	36.0	24.9	19.5	15.1
月喫煙	30.7	29.9	15.9	9.7	7.1	5.0
毎日喫煙	18.0	18.4	8.5	4.7	3.5	2.2

高校生女子
	96	00	04	08	10	12
喫煙経験	33.5	33.7	24.0	15.8	12.5	8.2
月喫煙	12.6	13.1	8.2	4.5	3.5	2.1
毎日喫煙	4.6	5.4	3.1	1.7	1.4	0.8

図3　中学・高校生の喫煙頻度の推移

推計数（2012年の中学高校の生徒数〔全国〕と頻度より算出）：喫煙経験者63万4千人，月喫煙者17万5千人，毎日喫煙者6万3千人．〔大井田隆，ほか：未成年の喫煙・飲酒状況に関する実態調査研究．〔http://www.gakkohoken.jp/files/theme/toko/h24_kitsueninshuchosa.pdf〈閲覧日 2023.9.22〉〕より改変〕

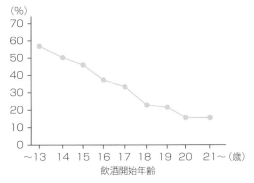

図4　アルコール依存症の生涯有病率と飲酒開始年齢

〔Grant BF, et al.：Age at onset of alcohol use and its association with DSM-IV alcohol abuse and dependence：results from the National Longitudinal Alcohol Epidemiologic Survey. J Subst Abuse 1997；9：103-110 より改変〕

②煙草による健康被害

　肺がんの発生リスクは，煙草を吸った年数と1日の本数の積が400を超えると急速に高まる．つまり，若年からの習慣があるほど危険である．その他，喉頭がん，胃がんなどの悪性新生物，さらに脳血管障害，心筋梗塞，糖尿病などの生活習慣病においても，疾病発症リスクや症状を悪化させる危険因子として指摘されている．

③再喫煙が起こりやすい

　一度喫煙を経験した子どもは，学校，家庭，友人関係などに関連したストレスが加わると再度喫煙を起こしやすい．喫煙をするのは実際はストレスに弱いためであり，懲罰ではなく精神支援を要する．

3）喫煙防止（禁煙）教育

　「未成年者の喫煙は法律で禁止されている」「煙草は20歳になってから」というだけでは，かえって子どもの好奇心を刺激して逆効果であると指摘される．日本小児保健協会は，未成年者の喫煙をなくすため学校無煙化推進を行っている．学校内は例外なく分煙ではなく禁煙とすること，保護者会や授業参観で来校したどのような立場の大人にも禁煙を守ってもらうこと，運動場など校舎外においても子どもへの受動喫煙を防止するために敷地内は禁煙を徹底すること，それを遵守するため事前の周知や当日のアナウンスを行うこと，教師が煙草を吸う姿を子どもたちにみせないのは大人のモデルとしてよい教育的効果となることなどが骨子である．

4. 危険ドラッグ

危険ドラッグとは，覚せい剤・大麻に化学構造を似せて作られた物質などが添加されたものである．多幸感を得ることを目的として，合法ハーブ，お香などと称し，ヘッドショップ，インターネットなどで販売され，若者を中心に乱用がみられている．乱用による健康被害発生のほか，麻薬などへのゲートウェイドラッグとなるおそれもある．

幻覚などの作用を有し，使用した場合に健康被害が発生するおそれのある物質を厚生労働大臣が「指定薬物」として指定，県の薬事監視員が監視・指導を行うことになった．これまでは「脱法ドラッグ」とよばれていたが，2014年7月に厚生労働省が「危険ドラッグ」に新呼称名を選定した．

5. ゲートウェイドラッグ（入門薬）

ゲートウェイドラッグ（gateway drug）とは，他の薬物の使用を誘導するための入り口となる薬物のことである．酒や煙草，有機溶剤，危険ドラッグ，大麻などの乱用薬物を指す．

ゲートウェイ理論とは，ゲートウェイドラッグの使用がより副作用や依存性の強いドラッグ（ハードドラッグ）の使用の契機になるというものである．その点で，未成年者のゲートウェイドラッグとして，大人が合法的に摂取している酒や煙草の危険性が指摘されている．一方，最近では酒や煙草ではなく有機溶剤や危険ドラッグが，ハードドラッグ濫用のゲートウェイドラックとして注目されている．

6. 物質（薬物）関連障害（DSM-5）

1）概念

DSM-5では，物質関連障害および嗜癖性障害群に分類され，アルコールを含む薬物の乱用，薬物治療の副作用，毒物の曝露と関連した障害が含まれる．物質を反復的に摂取することにより起こりうる障害である．

2）疫学

欧米における薬物の生涯経験率は30～60%程度であるが，日本では1.5%，有機溶剤は1.6%と低くなっている．また，アメリカでは「最近30日以内に不法な薬物を使用したことがある」と答える高校生の割合は，20%を越えるといわれている．薬物規制に関する法律を表1に示す．

3）分類

以下の10の分類を「薬物」にあげている．①アルコール，②カフェイン，③大麻，④幻覚剤，⑤吸入剤，⑥オピオイド（あへん類縁物質），⑦鎮静薬，睡眠薬，抗不安薬，⑧精神刺激薬（コカイン，アンフェタミン，他の物質），⑨煙草，⑩その他の（不明の）物質．

4）症状

薬物を過量摂取することにより，脳の報酬系の直接的な活性化が起こり，行動の強化と記憶の生成がされ，正常な活動や記憶に障害が起こる．時には「ハイ」とよばれる快楽感情が出現する．

小児では，脳が発達途上にあるため，成人よりも大きな影響を及ぼしやすい．また，認知力や社会性，身体能力の発達にも影響を及ぼし，人格形成を阻害する．症状の発生機序については，財団法人麻薬・覚せい剤乱用防止センターが啓発活動を行っている．

物質関連障害の対応は容易ではない．予防が最大の治療であるが，調査結果からもわかるように，日本の子どもの薬物関連障害は先進国と比して桁違いに低く，予防が功を奏しているといえよう．しかし，薬物を使用した人は「自己責任」「自業自得」として排除し，支援がほとんど行われていないのが現状である．子どもの生活の変化やSOSサインを早めに察知すること，相談や援助の窓口を設置することが重要である．

表1 薬物規制に関する法律

麻薬及び向精神薬取締法	麻薬	あへんアルカロイド	モルヒネ, ジアセチルモルヒネ (ヘロイン) など
		コカインアルカロイド	コカインなど
		合成麻薬	ペチジン, メサドン, MDMA, LSD, PCP, 2-CB など
	麻薬原料植物		コカ, マジックマシュルームなど
	向精神薬	睡眠薬	トリアゾラム (ハルシオン), ニメタゼパム (エリミン) など
		精神安定剤	メプロバメートなど
		食欲抑制剤	フェンテルミン, マジンドールなど
		鎮痛剤	ペンタゾシン, ブプレノルフィンなど
		中枢神経興奮剤	メチルフェニデート (リタリン) など
	麻薬向精神薬原料		サフロール, 無水酢酸, エルゴタミン, リゼルギン酸など
あへん法	けし, あへん, けしがら		
大麻取締法	大麻草およびその製品 (大麻樹脂を含む). ただし, 大麻草の成熟した茎・その製品, 大麻草の種子・その製品を除く		
覚せい剤取締法	覚醒剤		アンフェタミン, メタンフェタミンなど
	覚醒剤原料		エフェドリン, フェニル酢酸など
麻薬特例法	―		
薬事法	指定薬物		亜硝酸イソブチル, JWH-030 など
毒物及び劇物取締法	興奮, 幻覚または麻酔の作用を有する毒物・劇物		トルエン, シンナーなど

〔厚生労働省：薬物乱用の現状と対策〔http://www.mhlw.go.jp/bunya/iyakuhin/yakubuturanyou/dl/pamphlet_04.pdf〈閲覧日 2023.9.22〉〕より改変〕

7. 日本の中学生における薬物乱用の実態

　全国の中学生における飲酒・喫煙・薬物乱用に関する意識・実態は, 厚生労働省研究班が報告している「飲酒・喫煙・薬物乱用についての全国中学生意識・実態調査 (2018 年)」(https://www.ncnp.go.jp/nimh/yakubutsu/report/pdf/J_NJHS_2018.pdf) を参考にされたい.

6 子どもの攻撃性

POINT！

1 問題となる状況として，本項ではいじめ，暴力行為，動物虐待をとり上げる.

2 いじめの発見や対応については，文部科学省や各地の教育委員会，NPO法人の指針などをもとに検討すべきである.

3 暴力行為に対しては，単に処罰を与えるのではなく，その背景を分析していく必要があるが，愛着の問題を抱える子どもが多いと推測する.

4 動物虐待は，家庭背景に虐待やDVの存在があることに留意する.

1. いじめ

1）定義

文部科学省は2007年1月に，従来の定義である「自分より弱い者に対して一方的に，身体的・心理的攻撃を継続的に加え，相手が深刻な苦痛を感じているもの」から，「子どもが一定の人間関係のある者から，心理的・物理的攻撃を受けたことにより，精神的な苦痛を感じているもの」に見直した. それを受け，いじめ防止対策推進法第二条においても，「『いじめ』とは，児童等に対して，当該児童等が在籍する学校に在籍している等当該児童等と一定の人的関係にある他の児童等が行う心理的又は物理的な影響を与える行為（インターネットを通じて行われるものを含む.）であって，当該行為の対象となった児童等が心身の苦痛を感じているものをいう」と定義された.

2）ネットいじめ

ネットいじめとは，近年スマートフォンやタブレットがコミュニケーションツールとして急速に普及するのに伴い，SNS（Social Networking Service）や掲示板などで特定の子どもに対する誹謗中傷・うわさ話の書き込みやなどをすることで精神的な苦痛を与える新しい形のいじめである. インターネット上に投稿された文章は，拡散され続けることもあり，半永久的にいじめられた記録が残ってしまうこともある.

中・高生に人気のSNSとしては，LINEとTwitterに加えてここ数年Instagramの利用も増えている. Instagramは他者の閲覧状況などが数で可視化されるため，いいがかりをつけられていじめに発展することもある. 対応としては『保護者のためのInstagramガイド』（https://www.facebook.com/help/instagram/299484113584685?helpref=uf_permalink）に詳しく述べられている.

対策として，インターネットの正しい使用法を教える，子どもの異変に気づくこと，加えてスクリーンショットなどで証拠を保存する，必要があれば司法関係者に相談することなどがあげられる.

---

†：文部科学省は，毎年秋頃に前年度の調査結果（不登校についても）を公表している.

表1 いじめ対策の指針

①教員やカウンセラーなど，対応にあたる者はいじめのあるなしを確認するのではなく，どういう被害感や事実認識があるかを，被害者の立場で聞く

②被害者には守秘義務について話し，本人の断りなく加害者や学校，場合によっては家族に伝えたり対応しないことを約束する．そのことで，大人に相談しても解決しないという不信感を払拭できる場合がある

③子ども自身の精神疾患背景（発達障害や不安障害，気分障害，統合失調症）などの症状である場合がある．また，通常はいじめとは判断しにくいような些細な対人トラブルが契機となって，被害妄想やトラウマ体験が増大することがある

④不眠や悪夢，小さな物音でも過敏に反応するなどの急性ストレス障害や，PTSDである場合もあるため，症状の確認が必要である

⑤加害者の状況や物的な証拠の確認も可能な範囲で行う．本人の訴えと乖離している場合は，③④の可能性も念頭におく

⑥保護者からも話を聞く．本人の衣服，持ち物の汚れや消耗の状況などを聞くと，暴力や恐喝の兆候に気づくきっかけとなる

⑦保護者と本人の同意を得た上で，なるべく学校からの情報も直接得る．学校自体が対応に苦慮している場合は，諸機関との連携も考える．被害者の安全確保のためにも，児童相談所や警察，家庭裁判所との連携も必要になる．同時に，本人が安心安全の場を確保することに努める

⑧診断書などを活用する．本人が通学にこだわる場合もあるが，学校に行くことにこだわり続ける必要はないことを保証し，欠席，時には入院，転校に関しても具体的に意見をする

⑨転校先として，適応指導教室や支援学級も検討する．トラウマが大きい場合，通常クラス在籍のままでは治療を並行して行うことが困難なことがある

⑩ネットいじめの場合，その判断や証拠も含めて，外部の団体と相談する

〔文部科学省ホームページ（平成25年法律第71号）：いじめ防止対策推進法（http://www.mext.go.jp/a_menu/shotou/seitoshidou/1406848.htm〈閲覧日 2023.10.20〉より改編〕

3）対策

いじめの対策に関しては，文部科学省や各地の教育委員会，そしてNPO法人などの団体が指針を出している．それらをもとにまとめたものを表1に示す．

2. 暴力行為

令和3年度の文部科学省の「児童生徒の問題行動等生徒指導上の諸問題に関する調査」小・中・高等学校における，暴力行為の発生件数は76,441件（前年度66,201件）であり，児童生徒1,000人当たりの発生件数は6.0件（前年度5.1件）である．

文部科学省は，平成17年度および18年度の「情動の科学的解明と教育等への応用に関する検討会」で以下のような成果を報告した．

①子どもの対人関係能力や社会適応能力の育成のためには適切な愛着形成が重要である，②子どもの心の健全な発達には基本生活リズムの獲得や食育が重要である，③子どもが安定した自己を形成するには，他者の存在が重要であり，特に保護者の役割が重要である，④情動は，生まれてから5歳までにその原型が形成されると考えられるため，子どもの情動の健全な発達のためには乳幼児教育が重要である，⑤成人脳にも高い可塑性を示す領域があり，この点を意識した生涯学習が重要である，⑥前頭連合野や大脳辺縁系の機能が子どもたちの健やかな発達に重要な機能を発揮しており，前頭連合野の発達は8歳をピークに20歳頃まで続くと思われ，その時期に社会関係の正しい教育と学習が大切である．

これらの事項の教育現場での活用を図るため，現在様々な分野で行われている情動に関する研究成果を集約し，研究者や研究機関のネットワークの構築，研究情報のデータベース化，生徒指導を中心とした教育への応用の体制作りの在り方について，検討・提案の準備が進んでいる．

3. 動物虐待

「子ども虐待」「動物虐待」「配偶者間暴力（Domestic Violence：DV）」には密接した関係性があることが報告されている．アシオーン（Ascione）は諸家の報告を総合し，虐待が確認された家庭で同時にペットが飼われていた場合，60％が動物も虐待されていること，被虐待児自身が動物を虐待する傾向があると示されていること，また動物虐待が様々な逸脱行為や接法行為に先立ってみられること，子ども虐待と動物虐待が混在する形態は様々でありそれぞれが独立して存在しうるが，他方では1つの暴力がほかの形の暴力の存在を示唆するという事実を認識すべきこと，を報告している．しかし同時に，虐待を受けた子どもが動物虐待を行う可能性が高いことは事実であるが，身体的虐待を受けた子どもの多くは，相手が人間であろうと動物であろうと他を攻撃することがない．被虐待児でペットを飼っていた子どもの83％はペットを虐待していないことなどを指摘し，安易に関連づけることに警鐘を鳴らしている．なお，家庭内ではきょうだい間の暴力が起こることも多く，より弱い立場の子どもに虐待行為が及んでいるのも現状である．

7 インターネット依存・ゲーム行為症

POINT！

1 インターネット依存とは，インターネットに精神的に嗜癖してしまう状態のことである．

2 2017年の厚労省調査では，病的なインターネット依存が疑われる中高生が5年間でほぼ倍増し，全国で93万人に上ると推計された．

3 依存症状として，インターネット接続への強い欲求，不安，怒り，情緒不安定などの禁断症状や，パソコンに向かって話しかけたり，ネット利用時の性格が変わるなどの奇異な行動が出現する．

4 gaming disorde（訳語案：ゲーム行為症）は，2019年ICD-11にてはじめて病名に登録された．

5 対応には，家族の協力を得ながら，生活の管理や認知行動療法を行う．

1. 概念とその変遷

インターネット依存に関しては，学術・行政で一致した定義はまだなされていないが，ヤング（Young）は「インターネットに過度に没入してしまうあまり，コンピュータや携帯が使用できないと何らかの情緒的苛立ちを感じること，また実生活における人間関係を煩わしく感じたり，通常の対人関係や日常生活の心身状態に弊害が生じているにもかかわらず，インターネットに精神的に嗜癖してしまう状態」と定義している．

アルコールや薬物などの「物質」にではなく，ギャンブル依存や買い物依存などと同じ，「行動」「行為」への依存という分類にあたる．趣味や娯楽の域を超え，自己コントロールを失うほどになると「依存症」と診断され，精神医学的治療が必要とされる．

精神医学においては，1994年DSM-IVで，賭博依存症と平行な位置づけである「特定不能の衝動制御の障害」に分類された．2008年，アメ

リカ医療情報学会は「インターネットおよびビデオゲーム中毒」を正式な診断名とすることを推奨した．そしてDSM-5では前述のごとく，検討中の独立したカテゴリーで扱われた．

2. 厚生労働省の実態調査

厚生労働省研究班は，2017年度にインターネットや飲酒，喫煙に関する調査を行い，協力が得られた中学高校計103校の約6万4千人からの回答を分析した（表1，図1）．

その結果，病的なインターネット依存が疑われる中高生が5年間でほぼ倍増し，全国で93万人に上るとの推計を発表した．中高生全体約650万人の7人に1人に当たる計算となる．特に女子の割合が高い．スマートフォンを使ったゲームや会員制交流サイト（SNS）の普及が背景にあると考えられる．

研究班は「ネットの使用をやめようとすると落ち着かない」などインターネット依存に関連する8項目の質問（表1）に5個以上あてはまる人を「病的な使用」とした．

表1　中学・高校生への質問事項

Q1	ネットに夢中になっていると感じる
Q2	予定よりも長時間使用する
Q3	制限しようとしてうまくいかなかったことがある
Q4	トラブルや嫌な気持ちから逃げるために使用する
Q5	使用しないと落ち着かない，いらいらする
Q6	熱中を隠すために，家族らにうそをついたことがある
Q7	使用時間がだんだん長くなる
Q8	ネットのせいで人間関係などを台無しにした，しそうになった

「はい」か「いいえ」で回答．「はい」が5項目以上ある場合，"病的な使用"と判定する
〔厚生労働科学研究成果データベースホームページ：尾崎米厚，ほか飲酒や喫煙等の実態調査と生活習慣病予防のための減酒の効果的な介入方法の開発に関する研究（https://mhlw-grants.niph.go.jp/project/26503〈閲覧日2023.9.22〉）〕

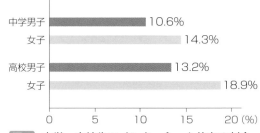

図1　中学・高校生のインターネット依存の割合
〔厚生労働科学研究成果データベースホームページ：尾崎米厚，ほか飲酒や喫煙等の実態調査と生活習慣病予防のための減酒の効果的な介入方法の開発に関する研究（https://mhlw-grants.niph.go.jp/project/26503〈閲覧日2023.9.22〉）〕

その結果を図1に示す．中学生，高校生ともに病的使用の割合は女子のほうが高かった．

質問に3～4個あてはまる「予備軍」を含めると254万人に上る．中高生の半数前後がインターネットのやり過ぎで成績低下を経験しているという．

1か月間でインターネットを使った人のうち，中学生の70％以上，高校生の90％以上がスマートフォンを利用していた．LINE（ライン）など無料通信アプリの利用率は高校男子で85～90％，高校女子は92～96％に達した．ツイッターなどの利用率は特に高校女子で70％以上と高く，高校男子は60％前後．一方オンラインゲームは中高生とも男子で高く50％以上なのに対し，女子は40％以下だった．インターネット依存は，オンラインゲーム，SNSなどのインターネットを利用したツールを使い過ぎる状態である．

3. 診断

ヤングによるインターネット依存の診断方法を表2に示す．また，表3にインターネット依存者の症状を示す．

4. インターネット依存症と二次合併症

疫学調査の報告に，日常生活に支障が出る．暴力や引きこもり，うつ病などの合併症や脳の障害を引き起こす恐れも指摘されている．また，敵意感情や攻撃行動などの症状や，物質関連障害，ADHD，うつ病，社会不安障害などの精神疾患との関連についても言及されている．

5. 対応

1) 大人の意識を変える

①精神医学において診断概念も検討される「精神依存」の1タイプであることを念頭におき，大人がインターネット依存の怖さを知る．

②親の干渉から避けるため，嫌な気持ちや落ち込みから逃れるため，ネットゲームにはまる子どももいる．

③親自身もインターネット依存のことがある．インターネットにはまっていると子どものことに無関心になり，また子どもも親の様子をみて同様の行動をとる．

④親子の会話がないとインターネットに依存しやすくなる．

表2　インターネット依存度テスト（Young. K）

	全く無い（1点）	まれにある（2点）	時々ある（3点）	よくある（4点）	いつもある（5点）
Q1　気がつくと，思っていたより長い時間ネットをしていることがありますか？					
Q2　ネットを長く利用していたために，家庭での役割や家事（炊事・掃除・洗濯など）をおろそかにすることがありますか？					
Q3　家族や友だちと過ごすよりも，ネットを利用したいと思いますか？					
Q4　ネットで新しく知り合いを作ることがありますか？					
Q5　周りの人から，ネットを利用する時間や回数について文句を言われたことがありますか？					
Q6　ネットをしている時間が長くて，学校の成績が下がったことがありますか？					
Q7　ネットが原因で，勉強の能率に悪影響が出ることがありますか？					
Q8　他にやらなければならないことがあっても，まず先にソーシャルメディア（LINE/Facebookなど）やメールをチェックすることがありますか？					
Q9　人にネットで何をしているのか聞かれたとき，いいわけをしたり，隠そうとしたりすることがありますか？					
Q10　日々の生活の問題から気をそらすために，ネットで時間を過ごすことがありますか？					
Q11　気がつけば，また次のネット利用を楽しみにしていることがありますか？					
Q12　ネットのない生活は，退屈で，むなしく，わびしいだろうと不安に思うことがありますか？					
Q13　ネットをしている最中に誰かに邪魔をされると，いらいらしたり，怒ったり，言い返したりすることがありますか？					
Q14　夜遅くまでネットをすることが原因で，睡眠時間が短くなっていますか？					
Q15　ネットをしていないときでも，ネットのことを考えてぼんやりしたり，ネットをしているところを空想したりすることがありますか？					
Q16　ネットをしているとき「あと数分だけ」と自分で言い訳していることがありますか？					
Q17　ネットをする時間や頻度を減らそうとしても，できないことがありますか？					
Q18　ネットをしている時間や回数を，人に隠そうとすることがありますか？					
Q19　誰かと外出するより，ネットを利用することを選ぶことがありますか？					
Q20　ネットをしていない時は何ともないが，ネットをしていない時はイライラしたり，憂鬱な気持ちになったりすることがありますか？					

質問の答の点数を足して，合計点が高いほど依存度も高いといえます。
20～49点：平均的なネットユーザーです。時々ネットやりすぎることもありますが，自分でコントロールできます。
50～79点：ネットによる問題が，時々，あるいはしばしばみられます。ネットが生活にもたらす影響について考えましょう。
80～100点：ネットがあなたの生活に大きな問題が生じています。ネット依存傾向とネット依存が引き起こす問題に対処するべきです。

（総務省情報通信政策研究所：高校生のスマートフォン・アプリ利用とネット依存傾向に関する調査報告書〈https://www.soumu.go.jp/main_content/000302914.pdf〉〈閲覧日 2023.9.26〉）

表3 ネット依存者の症状

利用時間がコントロールできない	①目的もなく長時間利用する／②設定した時間，ルールを守れない／③やめたい意思があるのにやめられない／④やめるように言われてもやめられない／⑤仕事，勉強以外で5時間以上費やす／⑥周囲からやりすぎだと指摘される
利用時間過多により日常生活が困難になる	①ネット以外に関心がない／②朝起きてまずネットに接続する／③ネットを何より最優先する／④食事・入浴・トイレ中などもネットに接続する／深夜や明け方まで利用するため慢性的な睡眠不足／⑥眼精疲労・視力低下など身体へ影響／⑦昼夜逆転の生活／⑧集中力の低下によるけがや事故／⑨常にイライラ，もしくはボーっとしている／⑩周囲に隠れてネットを利用／⑪現実逃避にネットをし，さらに現実から離れる／⑫部屋に閉じこもってネットをする／⑬風呂に入らない，トイレに行かないなど生活習慣の崩壊
ネット接続への強い欲求がある	①常にネットのことが頭から離れない／②禁止場所でも接続する／③自転車などに乗りながら接続する／④常にネットにつないでいる／⑤常に携帯電話やスマートフォンなどを手放さない／⑥ネットがないと生きていけないと感じる
利用を禁止・制限すると禁断症状が出る	①イライラする，周囲にあたる／②不安になる／③激しい怒りに襲われる／④物を壊す，暴力をふるう／⑤手が震える，じんましんが出る／⑥泣く，大声を出す
過多利用で，家族間の関係が壊れる	①コミュニケーションの時間がない／②家族における責任・関係の放棄／③家族に暴言を吐く，暴力をふるう／④離婚・家出・ひきこもりなど深刻な家庭崩壊／⑤精神的・経済的負担が家族にもかかる
利用により社会的活動に影響が出る	①ネットのために学校や会社を遅刻，早退，休む／②仕事・授業・課題などを疎かにする，全くしない／③成績・仕事能力の低下／④不登校，学校・会社をやめるなど責任の放棄
ネットの利用によって，奇異な行動がある	①周囲が目に入らない／②頻繁にメールをチェックする／③パソコンに向かって話しかける／④ひどい言葉を使う，残酷な行動をとる／⑤人を挑発するようなことを書き込む／⑥人と一緒にいても携帯電話などをみている／⑦ベッドや布団にパソコンなどを持ち込む／⑧ゲームやSNSなどに多額の金銭を使う／⑨ネット利用時と非利用時の性格が異なる／⑩依存に対して開き直る
周囲の協力を得ても，利用時間がコントロールできない	①家族間でのルールを守れない／②フィルターなどで時間制限をかけても解除を求める／③パソコンや携帯電話を処分されても再度購入する／ネット以外のことを勧められても興味をもてない／オンライン上の人間関係以外を否定する
精神面の重度な変化がみられる	①別人格をもつ／②現実とネットの境界線がなくなる／③疑心暗鬼に陥り何も信じられなくなる／④自暴自棄になる／⑤幻聴・幻覚が現れる／⑥万能感を抱いているような発言をする／⑦人に対して理由もなく腹を立てる，傷つけたいと思う／⑧自殺衝動（自傷行為）がある

〔遠藤美季，ほか：ネット依存から子どもを救え．光文社，2014 より改変〕

2) インターネット依存に陥る子どもの問題

誰でも依存症に陥る可能性があるが，陥りやすいタイプとして，以下の3点があげられる．
①内向的で，人づきあいを避ける傾向にある．
②家族内の交流が希薄で，特に父親の存在感が薄い傾向がある．
③ストレスなどで不登校，ひきこもり傾向にある．

3) 依存傾向が認められたら

①依存状態であることを自覚させる．本人は病気の認識がないケースがほとんどなので，子どもの生活が昼夜逆転しはじめたら注意が必要である．
②厳格な禁止は離脱症状を招きかねない．
③家庭内で解決することは容易ではない．親子の問題として，親も含めて対応の相談を行う．
④利用方法を決めて上手に利用する．

4）専門的な治療方法

①依存症状を把握し，コントロールする

表3の「強い欲求」「禁断症状」「奇異な行動」などのうち，自分のあてはまるものを「依存症状」として把握し，コントロールすることを目標とする．

②家族と相談する

インターネットの使用時間や使用の具体的な目的を決める．読書をする，部活に参加する，音楽を聞く，塾に行くなど，インターネットをしていない時間を有効に活用する方法も相談し，それらはまた家族の声かけがあれば継続しやすくなる．

③認知行動療法を行う

a. 1日の行動表を作成して，1日にどのくらいインターネットを使用しているのかを知る．インターネットに費やす時間のために，切り詰めたり，削ったりしていることを書き出し，ランク付けする．

b. 依存の結果，生活にどのような影響が出ているかを客観的にみる．インターネット依存で自分が失ったもの，失いつつあるものを知る．

c. インターネットをしているときと，していないときを想像して記録させる．自分の1日の生活リズムについても文章に書いてみる．

d. インターネットをする時間を，具体的な方法を用いて制限する．アラームを利用する，時間を決めてログオフの設定をする，家族に働きかけをしてもらう．

e. 自分の利用パターンを見極め，その反対のことをする，外部からの防止策を探す，インターネットの代わりにできる活動を見つけ

る，計画的なインターネットの利用時間を予定表に書き込む．

f. 急激な時間制限は治療効果が上がらない．軽い依存症の場合は最初から「1日2時間」に制限するが，休日に12時間以上使用する重度の場合には，「2週間で1時間程度」からはじめる．

g. インターネット利用ではなく，実生活の中で支援を見出す．支援グループを探す．

6. ゲーム行為症

ゲーム行為症（gaming disorder）はICD-11ではじめて採用された病名である．DSM-5では継続検討中ということで，病名には採用されていない．「ゲーム症」と訳すと，ゲームそのものに依存するのではなく，ゲームをやることにとらわれているため，「ゲーム行為症」の訳語が検討されている．ゲームを長時間行う，繰り返すというだけではなく，嗜好行動で著しい苦痛や重大な障害があることが診断要件となっている．

7. 今後の課題

厚生労働省の実態調査は学校で実施しており，不登校やひきこもっている人は含まれていないので，さらに多いことも予想されている．インターネット環境はめまぐるしく変わっており，特にスマートフォンについては引き続き調査が必要である．学校でのトラブルで多いのは成績低下や居眠り，遅刻であり，これらの様子がみられたらインターネットの不適切な使用を考える．精神面だけでなく，眼科，身体に関して影響もふまえて，依存症の予防対策が求められる．

1 社会資源の理解とその活用

1. 関連の法令等

子どもの精神保健に関するおもな法律を以下に示す（官公庁が監修した解説サイトへの文献を示す．詳細は直接参照されたい）．

(1) 特別支援教育の推進について（文部科学省；通知）

・文献 1)「特別支援教育の推進について」を参照．

(2) 発達障害者支援法

・発達障害者支援法は 2004 年に施行，2016年に改正．それまでの法律では障害者とみなされてこなかった，狭義の発達障害者（III章「1 発達障害 総論」p.25 を参照）を定義し，包括的に切れ目のない支援を目指すものである．
・文献 2)「発達障害者支援法」，文献 3)［改正について］を参照．

(3) 児童福祉法

・昭和 22 年（1947 年）に施行された．児童の福祉を担当する公的機関の組織や，各種施設及び事業に関する基本原則を定めており，改正されながら現行法として効力をもつ．
・文献 4)「児童福祉法」を参照．

(4) 障害者虐待の防止，障害者の養護者に対する支援等に関する法律（障害者虐待防止法）

・文献 5)［条文について］を参照．

(5) 障害者の日常生活及び社会生活を総合的に支援するための法律（2005 年障害者自立支援法，2012 年より障害者総合支援法）

・文献 6)［障害者自立支援法の概要］を参照．
・文献 7)［障害者総合支援法が施行されました]を参照．

(6) 障害を理由とする差別の解消の推進に関する法律（障害者差別解消法）

・2013 年に制定，2016 年から施行．
・文献 8)を参照．

(7) 障害者権利条約

・障害者権利条約は，2006 年国連総会において採択され，2008 年に発効した．日本では，2007 年に条約に外務大臣が署名し，2014 年批准書を寄託し，同条約は効力を発生した．
・合理的配慮については，この条文では次のように定義されている．

「障害者が他の者との平等を基礎として全ての人権及び基本的自由を享有し，又は行使することを確保するための必要かつ適当な変更及び調整であって，特定の場合において必要とされるものであり，かつ，均衡を失した又は過度の負担を課さないものをいう．」

・合理的配慮については，厚生労働省，内閣府，文部科学省などで，それぞれ指針概要等を出して，周知に努めている．
・文献 9)［条文について］参照
・文献 10)［合理的配慮指針（概要）について（厚生労働省：通知)］を参照．

(8) 児童虐待防止対策の強化を図るための児童福祉法等改正（2019 年）

・児童虐待の防止等に関する法律（児童虐待防止法 2000 年，2004 年改正）（VI章「1 子ども虐待」p.109 を参照）は，その後も改正が議論されてきたが，児童福祉法とあわせて2019 年に改正された．
・児童虐待防止法のおもな改正点を次に示す．

①親権者や里親らは，体罰を加えてはならない．

②児童相談所で一時保護など「介入」対応をする職員と，保護者支援をする職員を分けて，介入機能を強化する．（機能分化）

③学校，教育委員会，児童福祉施設の職員に守秘義務を課す．

④ドメスティックバイオレンス（DV）対応機関との連携も強化する．

⑤虐待した保護者に対して医学的・心理学的指導を行うよう努める．

⑥児童福祉司（p.143 を参照）を人口や対応件数を考慮し体制を強化．

⑦転居しても切れ目ない支援をするため，転居先の児童相談所や関係機関と速やかに情報を共有する．

・文献 11）「児童福祉法等改正の概要」を参照．

（9）精神保健及び精神障害者福祉に関する法律

・昭和 25 年（1950 年）に精神衛生法，1988 年に精神保健法，そして 1995 年に現在の法令名となった（精神福祉法と略される）．

・文献 12）を参照．

（10）こども基本法

・令和 5 年に施行された．

・こども政策を総合的に推進することを目的とし，こども施策の基本理念やこども大綱の策定，こどもの意見の反映などについて定めている．

・また，施行同日に，こども施策の立案，実施を担う行政機関としてこども家庭庁が発足した．

2. 子ども（AYA 世代含む）の おもな社会福祉的支援機関

表 1 におもな支援機関を示す．地域により必ずしも同じ名称が使用されているわけでもな

表1	おもな支援機関
1	医療関係各科 小児科，精神科，神経科，児童（小児）精神科，心療内科など
2	教育機関 教育委員会・教育センター（教育相談センター），特別支援連携協議会
3	社会福祉（母子保健関連関係） 児童相談所，保健所・保健センター，子ども家庭支援センター
4	社会福祉（精神保健関連機関） 精神保健福祉センター，社会福祉協議会，福祉事務所，障害者福祉センター，障害者生活支援センター・発達障害者支援センター，知的障害者更正相談所
5	労働関係 ハローワーク（公共職業安定所），障害者職業センター，社会保険事務所
6	公益法人，NPO 法人
7	関連医学系・社会学系学会

く，サービス内容や人員配置も異なることがある．おもな機関の業務を次に示す．

1）児童相談所

児童福祉法に基づき設けられた児童福祉の専門機関．児童相談所の業務は多岐にわたるが，近年，児童虐待の相談対応件数は増加し続けており，その対応の主たる機関が児童相談所である．一方，発達，不登校などの相談は他の機関が中心となりつつある．

保健所の乳幼児健康診査や医療機関で，被虐待児の外傷や発育不全が発見され，虐待に気づかれる場合も少なくない．現在，児童虐待防止法，児童福祉法によって，虐待による要保護児童を発見した人には，市区町村，都道府県の設置する福祉事務所，児童相談所へ通告する義務が存在している．被虐待児が深刻な精神症状を呈している場合には，子どもの精神科の関与が必要となるため，今後，各機関のいっそうの連携が望まれる．

2）保健所・保健センター

　子どもおよび親権者を対象とした業務は，保健指導（健康相談と訪問指導），健康診査，子育て教室，母子健康手帳の交付や医療費に関する支援の窓口となっている．障害のある子どもおよびその家族に対するサポートを行っているが，成人期の精神保健に関する保健機関でもあることから，小児期に発症した18歳以上の障害のある人々の支援にも携わっている．

　保健所・保健センターで行われる乳幼児健康診査には，小児科医が出向いて診察するため，そこで気づかれた発達障害の可能性のある子どもを，医療機関や地域の言葉の教室など，継続観察機関に紹介することができる．また，思春期精神保健相談を設けている保健所からは，医療的関与の必要なケースを紹介する．一方，医療機関から同所・同センターへの相談は，患者の地域生活を円滑に行うため，施設入所や通所の相談，家庭訪問指導などの依頼が多い．

3）児童養護施設

　保護者のない児童，虐待されている児童など，養護を要する児童を入所させて養護し，あわせて退所した者に対する相談その他の自立のための援助を行うことを目的とする施設．児童相談所長の判断に基づき，都道府県知事が入所措置を決定する．対象は1歳以上18歳未満のであるが，場合によっては20歳まで延長できる．乳児は乳児院への入所となる．

4）子ども家庭支援センター

　18歳未満の子どもや子育て家庭のあらゆる相談に応じるほか，ショートステイや一時預かりなど，在宅サービスの提供やケース援助，サークル支援やボランティア育成などを行っている．また，地域の子育てに関する情報を多くもち，それを提供する施設でもある．

5）精神保健福祉センター

　精神保健福祉センターは，精神福祉法によっ

て各都道府県および政令市に設置することが定められている．大人に限らずすべての年齢が対象となるが，子どもの場合は母子保健機関などで支援を受け，その継続となることが多い．

　成人の場合は，日中の生活介護や通所（通勤）支援，生活に必要な情報提供に加え，対応の困難なケースを中心とした個人レベルのサービスも行っている．また，保健所・保健センターおよび市区町村が行う精神保健福祉業務が効果的に展開されるよう技術指導や技術援助を行うほか，医療，福祉，労働，教育，産業などの精神保健福祉関係諸機関との連携を緊密に図っている．精神保健福祉センターには，精神科医が常勤として勤務している．様々な相談業務に従事しながら，他機関との連携を円滑に行っている．ひきこもりの対応の主たる相談支援機関としても利用される．

6）福祉事務所・障害者福祉センター

　身体障害や知的障害のある人の福祉に関する専門的な知識や技術を必要とする相談，指導業務や医学的・心理学的・職能的判定（補装具の処方・適合判定）などを行う．ホームヘルプサービスの利用や更正施設（身体上または精神上の理由により養護および補導を必要とする当事者を入所させて生活扶助を行うことを目的とした施設），授産施設（身体障害者・知的障害者・家庭の事情で就業や技能取得が困難な人に対して，就労の場や技能取得を手助けする福祉施設）などの入所・通所などの支援費制度の利用手続や，職親（知的障害者を預かり，必要な指導訓練を行う人）委託，身体障害者手帳，療育手帳の交付などの手続きを行う．

7）発達障害者支援センター

　発達障害者支援法の施行に伴って全国に設置された相談機関である．子どもから成人まで，すべての年齢の発達障害がある人々に対して，日常生活，学校・社会生活に関する相談に応じ，基礎的な知識や相談，支援機関などについて情

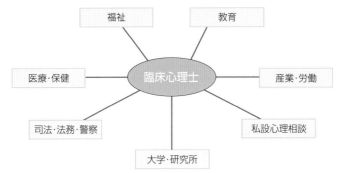

図1 臨床心理士の活動の場
〔日本臨床心理士会ホームページ：臨床心理士とは〔http://www.jsccp.jp/person/ scene.php〈閲覧日 2023.5.23〉〕より改変〕

報を提供している.

8）ハローワーク（公共職業安定所）

障害者の職業相談や職業紹介を行う専門援助窓口がある. 一部のハローワークでは, 精神障害者担当の職業相談員やジョブカウンセラーが配置されている. 療育手帳や精神障害手帳が交付されている場合には, ハローワークからの紹介により, 約3か月間のトライアル雇用を利用することも可能である.

学校生活までは大きな問題を抱えていなかったが, 就労でつまずく人に関して, 手帳の取得を行って相談する場合や, 支援学校, 高校, 大学での就労斡旋と並行して職業相談を行うこともある（発達障害の人は, 発達障害者支援センターが専門的な窓口となっている）.

9）障害者職業センター

障害がある人々の専門的な職業リハビリテーションを提供する. 職業能力評価や適性検査, ワークトレーニングなどを行う. 就労への直接的な支援は, ハローワークとの連携のもと, ハローワークが主体になって行う. 必要に応じてジョブコーチを派遣し, スムーズな就労を援助することも可能である.

10）公益法人とNPO法人

各種支援団体, 親の会, 当事者の会などの多くが非営利団体として, 公益法人やNPO法人として認可を受けて活動している.

3. 子どもの精神保健に係る職種
（図1）

1）医師

小児医療と精神医療どちらにも精通している医師が望まれるが, 日本には不足しており, 対応として「子どものこころ専門医」制度および小児精神神経学会と日本児童青年精神医学会には認定医制度がある.

日本小児科医会は, かかりつけの小児科医にまず相談できるように「子どもの心の相談医」制度を行っている.

2）臨床心理士

臨床心理士とは, 日本臨床心理士資格認定協会の認定を受けた心理専門職のことである. 日本では, 心理カウンセラー, サイコセラピスト, 心理士, 心理相談員など様々な名称でよばれている. 成人だけでなく子どもも対象としており, 医療, 教育, 司法, 福祉, 保育など多くの臨床現場で広く活動している.

3）公認心理師

これまで, 日本における心理専門職は, 臨床心理士がその中心を担ってきていたが, 国家資格として位置づけられてこなかった. 2015年に

公認心理師の法案が成立し，国家資格としてはじめて心理の専門職として公認心理師が位置づけられることになった．

4）ケースワーカー，ソーシャルワーカー

本来は，経済的・心理的・社会的問題など様々なケースワーク（casework：困難な課題，問題）を抱えた人の相談に乗り，問題の解決，調整の援助，社会復帰の促進を図る人のことをいう．

しかし，日本においては，ケースワーカーは福祉事務所で現業を行う職員の通称となっており，病院や施設の相談担当職員もケースワーカーとよばれることが多い．あえて区別するために「ソーシャルワーカー」という用語が用いられることもあり，医療分野では「医療ソーシャルワーカー（MSW：medical social worker）」とよばれるようになった．個別対応や心理知識が求められる職種である．

5）スクールカウンセラー

教育機関において心理相談業務に従事する心理職専門家のことである．子どもの発達を援助・促進し，子どもが学校生活の過程で直面する諸問題の解決を援助する役割を担う．

文部科学省のスクールカウンセラー事業における任用規程に基づいた職務でその資格要件は，臨床心理士，精神科医，大学教員（ただし児童・生徒の臨床心理に関して高度に専門的な知識および経験を有する者）である．

学校全体の相談活動を担当するもので，児童生徒の心理的問題にかかわるだけでなく，教師に対する相談助言活動にも携わる専門職である．日本においては1995年，文部科学省の「スクール・カウンセラー活動調査研究委託事業」の開始で初めて公教育の学校現場に臨床心理士の派遣制度が導入されて以来，スクールカウンセラーという用語が知られるようになった．

学校の直接的関係者ではなく，外部の立場から個々の学校内部の問題にかかわり活動する．

また，学校コミュニティ全体を視野に入れて地域の学校や子どもの状況，人間関係を把握し，教員や家族，地域住民などに対して組織的に相談助言活動を展開する役割が期待されている．

6）教師による教育相談

「教育相談」とは，児童・生徒の教育や生活上の諸問題を解決するために，相談員が本人や親，その他の関係者と話し合い，適切な指導・助言を与える心理臨床活動をいう．教育相談はより広義には学校内の教育相談活動全般を指し，学校内外の心理臨床機関による活動と，教師による教育相談とを包括した活動を意味する．

一方，教師が教育活動の一環として行う活動として，学校教育相談が行われている．学校内の教育相談は，教師が日常の教育活動の中で，児童・生徒のメンタルヘルスにかかわる指導，援助を行うことを目的とする．教師は，問題を抱えた子どもについて学年や学校全体で検討し，組織全体で問題を共有することを目的とするが，教育機関だけでは解決することが困難な問題については，速やかに連携を図る必要がある．

7）児童相談所職員

2017年以降，児童相談所に，児童心理司，医師または保健師，指導・教育担当の児童福祉司（スーパーバイザー）を置くとともに，弁護士の配置またはこれに準ずる措置を行い態勢強化を図ることとなった．

心理判定を担当する「児童心理司」が任用されており，それとは別に心理療法を担当する職員も求められている．

児童福祉司は，任用資格を取得して，児童相談所に配置された職員であるが，現在は必ずしも高度な専門性をもたなくても任用されており，児童相談所の強化に伴い，子どもと家庭福祉についての専門職としての児童福祉司が求められる．

文 献

1) 文部科学省ホームページ：特別支援教育の推進について（通知）(http://www.mext.go.jp/b_menu/hakusho/nc/07050101/001.htm〈閲覧日 2023.5.23〉)

2) 厚生労働省ホームページ：発達障害者支援法（平成十六年法律第百六十七号）(https://www.mhlw.go.jp/file/06-Seisakujouhou-12200000-Shakaiengokyokushougaihokenfukushibu/shienhou_2.pdf〈閲覧日 2023.5.23〉)

3) 厚生労働省ホームページ：発達障害者支援法改正について (https://www.mhlw.go.jp/file/05-Shingikai-12601000-Seisakutoukatsukan-Sanjikanshitsu_Shakaihoshoutantou/0000128829.pdf〈閲覧日 2023.5.23〉)

4) 厚生労働省ホームページ：児童福祉法（昭和二十二年法律第百六十四号）（抄）(https://www.mhlw.go.jp/bunya/kodomo/pdf/tuuchi-01.pdf〈閲覧日 2023.5.23〉)

5) 厚生労働省ホームページ：障害者虐待の防止，障害者の養護者に対する支援等に関する法律（平成 23 年法律第 79 号）(https://www.mhlw.go.jp/file/06-Seisakujouhou-12200000-Shakaiengokyokushougaihokenfukushibu/0000165621.pdf〈閲覧日 2023.5.23〉)

6) 厚生労働省ホームページ：障害者自立支援法の概要 (https://www.mhlw.go.jp/topics/2005/02/tp0214-1a.html〈閲覧日 2023.5.23〉)

7) 厚生労働省ホームページ：障害者総合支援法が施行されました (https://www.mhlw.go.jp/stf/seisakunitsuite/bunya/hukushi_kaigo/shougaishahukushi/sougoushien/index.html〈閲覧日 2023.5.23〉)

8) 内閣府ホームページ：障害を理由とする差別の解消の推進に関する法律（平成二十五年法律第六十五号）(https://www8.cao.go.jp/shougai/suishin/law_h25-65.html〈閲覧日 2023.5.23〉)

9) 外務省ホームページ：障害者の権利に関する条約 (https://www.mofa.go.jp/mofaj/files/000031633.pdf〈閲覧日 2023.5.23〉)

10) 厚生労働省ホームページ：合理的配慮指針 (https://www.mhlw.go.jp/file/04-Houdouhappyou-11704000-Shokugyouanteikyokukoureishougaikoyoutaisakubu-shougaishakoyoutaisakuka/0000078976.pdf〈閲覧日 2023.5.23〉)

11) 厚生労働省ホームページ：児童虐待防止対策の強化を図るための児童福祉法等の一部を改正する法律案の概要 (https://www.mhlw.go.jp/content/000489914.pdf〈閲覧日 2023.5.23〉)

12) 厚生労働省ホームページ：令和 4 年精神保健及び精神障害者福祉に関する法律の一部改正について (https://www.mhlw.go.jp/stf/seisakunitsuite/bunya/hukushi_kaigo/shougaishahukushi/kaisei_seisin/index_00003.html〈閲覧日 2023.10.17〉)

参考文献

・内閣府ホームページ：公益法人制度と NPO 法人制度の比較について (https://www.cao.go.jp/others/koeki_npo/koeki_npo_seido.html〈閲覧日 2023.5.23〉)

2　環境整備の原則とリエゾン精神医学

1. 諸機関との連携の重要性

　連携とは，情報を伝えあい，連絡し，情報を共有することに留まらず，双方向で密に連絡を取り合いながら，1つの目的のために一緒に取り組むことを意味する．「子どものためにどうすることがよいのか」という視点を各職種が常に念頭におき，それぞれの立場から共通の理解を深め，そのうえで専門性の有効活用および良好な連携が行われるよう十分に話し合い，個々のケースに対応していくことが重要である．

　連携支援は，子どもの発達年齢を考えた生涯にわたる縦軸の支援と，その子どもの各年代に応じて関係各機関が連携する横軸の連携が有機的につながらなければならない（図1）．縦軸の支援は「切れ目のない支援」とよばれており，年齢により支援が中断せず一貫した支援を目指すものである．

2. 医療機関内，医療機関を中心とした連携：コンサルテーション・リエゾン

　医療機関において，子どもの内科的な対応は小児科が行うが，精神面の初期対応も小児科で行うことが多い．精神科が併設されている病院においても，最初は小児科を受診し必要に応じて精神科に紹介される．一方，小児科外来の中で，心理面接や心理相談を小児科医と別個に臨床心理士が担当することもある．

　医療機関を中心とした連携で，「コンサルテーション精神医学」*と「リエゾン精神医学」

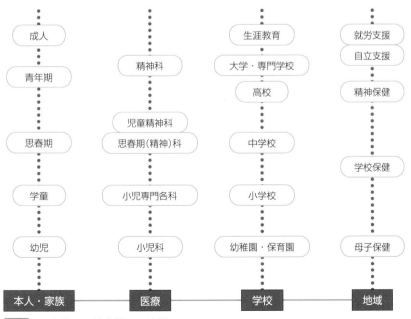

図1　医療機関と教育機関の連携
〔古荘純一（編）：アスペルガー障害とライフステージ．診断と治療社，2007：206 より改変〕

から成る,「コンサルテーション・リエゾン（consultation liaison）」という概念が普及しつつある. 精神科医療の現場から発展して, 診療各科に求められるもので,「心の診療相談連携体制」を示す用語である. 病院内で医師間だけでなく, すべてのスタッフに求められる.

医師, 看護師, 心理士, チャイルド・ライフ・スペシャリスト, 保育士, リハビリテーション科, ソーシャルワーカーなどがチームを作って対応する.

チャイルド・ライフ・スペシャリストとは, 医療チームの一員として, こどもの入院がよりストレスの少ない安心できる体験になるよう心理社会的支援をする専門職であり, アメリカでは普及しているが, 日本にはこれから求められる職種であり, 人数も少ない.

▌3. 医療と, 教育・福祉などとの連携

医療機関内で医師・看護師と心理士が連携をとることはあるが, 医療機関内に限らず医療機関外においても, 医師, 心理士だけでなく, 教育・福祉・保育・場合によって司法機関との連携は重要である.

たとえば, 虐待が疑われる場合は, 放射線科, 脳外科, 皮膚科, 整形外科, 耳鼻科, 眼科, 泌尿器科, 婦人科など各診療科で異常所見がないかを確認することがある. また, 精神科に親の対応を相談することもある. 外傷で受診した事例に対して, あらかじめチェックシートを作成し, 故意に与えられた外傷ではないかどうかを判断する. 虐待が疑われた場合は, 医療機関から児童相談所に通告をして虐待と判断された場合は, 速やかに対応する. その場合は児童相談所が中心となって, 関係各機関と連携をはかる.

このような, 様々な職種が連携・協働し, それぞれの専門性を発揮しながら問題解決のためにアプローチすることを多職種連携（チーム・アプローチ）という.

子どもの生活の場は, 家庭と学校（幼児では幼稚園・保育園）が中心であるため, 家庭生活のみならず学校生活が子どもに与える影響は大きい. そのため, 精神面の問題を抱える子どもたちに対しては, 教育機関から諸機関への連携を求めることは欠かせない. 教育機関では, スクールカウンセラーや学校医に相談する体制はあるが, いずれにしても教育機関内での連携にとどまる.

筆者は, 担任や養護教諭, スクールカウンセラー, 教育委員会などから相談, 依頼を受けることがある. 家族も受診に同意している場合はさほど問題がないが,「学校でいわれたから」「他の保護者から注意されたから」などの理由で受診している場合は, 家族の意向も踏まえながら家庭での様子と比較して客観的に判断している. そのような場合は, 学校側が一方的に学校内での子どもの適応を高めることを目指して, 診断や薬物治療を求めることもあるが, 家庭を含め24時間, あるいは子どものライフステージを考えた, 中長期の支援という視点に乏しいといわざるをえない.

「切れ目のない支援」を念頭におき, 常日頃から機関外と相談支援体制を構築しておくことが望まれる.

＊：コンサルテーション精神医学とは, 身体疾患の治療を受けもつ医師が, 患者の精神症状について精神科医師に診察を依頼し, 精神科医師がそれに対応することを指す. リエゾン精神医学とは, 精神科医療従事者（医師, 看護師, 心理師, 薬剤師, 精神保健福祉士等）が, 身体疾患治療中の患者の精神症状を治すだけでなく, 精神科以外の診療科のスタッフや患者とその家族の関係への介入, 看護上の問題へのアドバイスや指導, 退院後の支援先との連携など幅広い活動を含んでいる. リエゾンはフランス語で「連携」という意味である.

3 心理支援

1. 心理支援とは

心理支援とは，支援者が，こころの問題を抱える支援を要する者，あるいは，その者の周囲の人々に対して，心理学に基づく理解と支援を提供することである．公認心理師法（第2条）では，公認心理師[†]の業務として以下の4つを定めている．

1. 心理に関する支援を要する者の心理状態の観察，その結果の分析（心理アセスメント）
2. 心理に関する支援を要する者に対する，その心理に関する相談及び助言，指導その他の援助
3. 心理に関する支援を要する者の関係者に対する相談及び助言，指導その他の援助
4. 心の健康に関する知識の普及を図るための教育及び情報の提供

心理支援の実践は，心理療法（精神療法）（psychotherapy），心理面接（psychological interview），カウンセリング（counseling）などの用語が用いられ，対象者や目的等で教義には区別されることもあるが，本書では心理療法という用語に統一する．

2. 心理療法

心理療法とは，心理的側面から精神疾患の治療を試みる方法のことである．他の療法としては，薬物を用いた薬物療法（科学的手法）や身体に働きかける身体療法（物理的手法）などが

表1　おもな心理療法

・精神分析
・クライエント（来談者）中心療法
・行動療法
・認知行動療法
・家族療法
・遊戯療法
・ブリーフ・セラピー
・ナラティヴ・セラピー
・集団療法　など

あるが，心理療法では，通常は言葉のやりとりによって介入する．子どもなど言葉のやりとりがむずかしい場合には，絵画や音楽，遊戯など言葉以外の方法で介入することもある．なお，言葉でのやりとりといっても，そこには単に言葉の意味だけでなく，声の調子や速さ，頷きなども含めた総合的なものであることには留意しておきたい．

心理療法は，パーソナリティや認知（考え方），情動，行動などを変化させたり成長を促したりすることで問題を解決しようとするアプローチと，そうした変化は目指さずに，現在もっている資質を十分に引き出すことで問題を解決しようとするアプローチに大別される．前者のおもな心理療法を表1にまとめた．さまざまな理論的背景のもと，数多くの心理療法が存在する．後者は支持的療法とよばれることが多く，傾聴して共感を示しながら，患者をエンパワメントしていく．前者のアプローチが患者の症状や態度などで適用できない場合があるのに

---

† ：公認心理師は2017年施行の公認心理師法によって，心理職として国内唯一の国家資格として誕生した．2022年12月末日までに，69,229人が公認心理師として登録されている．

対して，後者はどの患者に対しても実施可能である．

心理療法は対話を中心とする関係性のなかで営まれる治療であり，一見すると誰にでもできそうではあるが，技法を習得するには長期間にわたる本格的な理論学習と実地トレーニングを必要とする．対人援助職の職歴や年齢を経ればおのずと身についてくるものではなく，たとえ医師であっても専門的な研修やトレーニングを積む必要がある．

3. アセスメント

アセスメントは，面接や心理検査等を通してクライエント（client，相談者）を様々な視点から捉え，クライエントの問題状況や課題などを明らかにして，クライエントへの支援やクライエント自身の自己理解に役立てようとするものである．また，アセスメントを行うことにより，適切な治療法の選択や予後の予測を導くことができる．なお，人間が抱える問題は生物的，心理的，社会的な要因が複合していることから，アセスメントでは心理面だけを過度に強調することなく，生物−心理−社会モデル（Biopsychosocial Model）（図1）の枠組みから総合的にアセスメントを行うことが重要である．その際には，クライエントだけでなく，クライエントの家族や親戚，教師などから話を聞くことでより客観的に問題を捉えることができ，治療場面以外におけるクライエントのサポート資源を知ることもできる．

アセスメントは治療初期に行われるのみならず，経過観察として治療効果の確認と方針修正のために行われることもある．アセスメントによって，治療者の主観のみに基づいた理解に陥ることなく，クライエントを客観的かつ包括的に理解し，治療をすすめることが可能となる．

4. 子どもの心理支援の実際

子どもの心理支援においても大人と同様，まずは包括的なアセスメントが重要である．たと

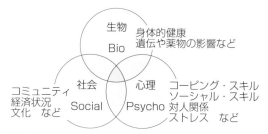

図1 生物−心理−社会モデルの概念図

えば不登校を主訴とする子どもの場合，その要因にいじめの問題があったり，発達障害などによる環境の不適合や対人関係の困難さがあったり，介護を必要とする家族のケアのために学校を休まざるを得ないヤングケアラーであったりする場合がある．上述の生物−心理−社会モデルによるアセスメントにより，的確に問題やサポート資源を同定することが，治療において重要である．また，子どもの場合には，医療機関等へ送迎する養育者へのアプローチも欠かすことはできない．子どもが幼ければ幼いほど，物理的にも心理的にも子どもをサポートし，ケアしてくれるのは養育者である．養育者とよい関係を築き，共同治療者となることが治療の第1歩といえる．もし養育者が疾病などで子どもをケアできない状況にある場合には，子どもの身近にいて生活を支えてくれる祖父母や親戚等をはじめとするキー・パーソンをみつけることから始める場合もある．

子どもに対するおもな心理療法としては，遊戯療法，行動療法，認知行動療法などがある．

1）遊戯療法

遊戯療法とは，言葉の代わりに遊びを通して行われる心理療法の総称である．子どもを対象とした心理療法のなかでは中心的なものであり，その遊び自体が治療的機能を有している．子どもは心理的に守られた空間における主体的な遊びのなかで，ありのままの感情を表出してストレスを発散し，人や物とのかかわり方を学び，自己表現をする．遊戯療法の過程は，①導

入期（治療者は子どもとの間に信頼関係を確立するために受容的，許容的，共感的態度で子どもに接する），②中間期（子どもは自発的に遊びに取り組み，否定的感情や攻撃的行動などの自己表現を示す），③終結期（子どもの現実場面への適応が進み，問題行動が消失する）という3段階である.

2）行動療法

　行動を介入の対象とするため，子どもに用いられることが多い．行動理論を背景とし，刺激と反応，反応と強化の関係によって様々な行動変容が可能とであるという理念に基づき，不適応行動を変容，除去し，適応行動を強化する治療法である．基本的な考え方としては，①適応行動も不適応行動もともに学習されるものとみなす，②適応行動も不適応行動も社会環境によって生み出されるため，患者の行動を変容するには患者の環境を変えなければならない，③治療計画には実験心理学の諸法則が適用され，実験によって検証される．治療では，宿題を課したり，面接室の外で実際に不安に直面させたりする場合もある．不快な対象に近づいて，それに慣れていくことで不適切な反応を修正する

ことを目指すものである.

3）認知行動療法

　認知療法とは，認知の歪みに対して，それが誤りであることを知らせたり，多面的解釈を生み出す手助けをする心理療法のことである．自らの認知を修正することによって，身体反応が軽減したり，苦しみの少ない方向に情動が変化したり，より建設的なやり方で行動できるようになる．行動療法には，「認知や感情も行動の一部である」という解釈があり，それに対して認知行動療法は積極的に行動療法的技法を取り込んで発展した療法である．そのため，次第に両者は統合・折衷されていき，近年では切り離せないものとして，この2つを合わせて「認知行動療法（Cognitive Behavioral Therapy：CBT）」とよぶようになりつつある．おもな技法としては，「認知再構成法（ネガティブな考え方を自分で修正するための方法）」や「リラクセーション法（心身の過緊張をセルフコントロールするための方法）」などがある．抑うつや不安などへの効果が多くの研究で確かめられており，2010年4月から日本では保険診療適用となっている.

4 家族支援

1. 支援に必要な情報提供

1) 診断の告知

　単に診断だけを求めてくる家族もいるが，1回の診察で診断し，診断を告知するのはむずかしい．子どもの年齢にもよるが，学童期以下の場合，あえてはっきりと診断名を告げることなく支援を行いながら告知のタイミングを待つこともある．

　告知の際は，個々の子どもの特性も踏まえて，その支援の道筋，予想される困難さ，生涯の中で変化する症状と持続する症状などについても可能な範囲で説明を行う．

　中学生以降の場合は，患者本人にも告知が行われることが望ましい．ただし，幼少期から継続的なフォローを受けており，子ども自身が学校や家庭生活の適応がよい場合は，あえて診断名の告知を急ぐ必要はなく，適切なタイミングを待てばよい．

　いずれにせよ，診断名の負の部分のみがメッセージとして伝わることなく，本人の特性を知り，よりよい適応や人生の目標設定を可能にするために告知されているという認識をもてるよう，時期や環境を考慮したうえで告知を行う．

2) 公的支援：療育手帳について

　ライフステージに応じて，利用可能な公的支援（Ⅶ章「1 社会資源の理解とその活用」p.139を参照）について説明を行う．家族の所得や地域によっても内容が異なることがある．

　療育手帳：障害のある人に，都道府県・政令指定都市が発行している手帳である．種類としては，知的障害を対象とした療育手帳，精神障害を対象とした精神障害者保健福祉手帳，その他身体障害者手帳がある．その際ICD（International Statistical Classification of Diseases and Related Health Problem：疾病及び関連保健問題の国際統計分類）の基準で病名を記載しての申請となる．

2. 家族との連携：支援の輪に 家族も組み込むこと

1) 子どもの客観的代弁者として情報を共有

　子どもの精神保健において，家族との連携は非常に重要である．多くの場合，子どもの問題点を最も多く目にするのが家族である．相談に訪れる子どもの中には，自身の症状や経緯を上手に説明できる子どももいるが，たいていは主観的であいまい，漠然とした説明に傾く傾向がみられる．また，「頭が痛い」「お腹が痛い」など単に身体症状に置き換わることも多いため，精神面にどのような不都合が生じているか，ということまではなかなか説明がむずかしい．他者の言葉を借りずに，子ども自身の言動から把握することは診察においては重要な意味をもつが，子ども自身にどのような理由で問題が生じているのかをある程度客観的に，正確に説明できる立場として，家族は重要である．

2) 支援法の選択

　子どもの支援を進めるためには家族の存在は無視できない．子どもにとって，家族は切っても切れない存在である．薬物治療や心理療法の選択にも家族の支えが必要である．

　たとえ親子関係が不適切であっても，子どもは家族の中で生活し，これからも家族を意識し

て生活していく．虐待の事実があったとしても，程度によってはすぐに家族と分離せず，家族も支援しながら家庭生活を続けていくことをまず模索する必要がある．

● 家族の価値観・習慣

家族には家族それぞれの価値観・習慣などがあり，子どもはその価値観・習慣を受け継いでいる．治療者側が想定している支援を受け入れず，家族独特の価値観・習慣ゆえに子どもの問題が顕在化していると思える場合でも，親との連携がとれないと改善しない．可能な範囲で，個々の家族の価値観・習慣を尊重し，家族とともに解決策を検討することが重要である．ただし，虐待と思われるときは通告を行ったり親を除いてケース会議†を行う．

3. 家族への支援・治療的働きかけ

1）家族への助言の原則

子どもとその家族への支援には，症状そのものの改善や軽減だけでなく，症状によって生じる二次的な問題を最小限にし，本人とその家族，とりまく人々がより心地よく，自信をもって過ごせるようにすることが大切である．

家庭という閉塞した空間の中では，解決できない問題も多い．夫婦の協力は最も重要であるが，最近は家族形態やそれぞれの価値観が多様化しており，夫婦間で解決しないときは学校や公的機関，医療機関などに相談することもすすめる．子どもの特性を理解せずに親を叱咤激励し，時には責任転嫁をするような支援者がいる場合には，別の支援者を探したほうがよいと助言を行う．

また，精神論ですべてを解決することは困難である．どのように子どもに助言するのが最も効果的であるかについて，情報交換することもよいだろう．「○歳なんだからこのくらいはで

きないと」「自分で考えてみなさい」という言葉は何の助けにもならない．時には発達レベル・要求レベルを下げ，子どもが理解できる具体的な指示や助言を与えることも提案してみる．

2）心理教育的支援

障害特性と関係した様々な困難や不都合の多くは，正しい知識と適切な対処，工夫によって，かなりの部分が軽減できる．本人とその家族，友人，学校関係者など本人をとりまく人々が，障害の特性に関して正しい知識をもち，適切に対処できるようになるには，正しい情報を提供することも，重要な支援である．

3）ペアレント・トレーニング

ペアレント・トレーニングとは，環境調整や子どもへの肯定的な働きかけを学ぶことにより，子どもの適切な行動の促進と不適切な行動の改善等を目的とした，通常複数名のグループで行われるプログラムである．

子どもたちの特性が養育者に理解されていない場合，養育者はおもに本人の障害の特性から生じる育てにくさ，かかわりのむずかしさを強く感じ，心身が疲れ，親としての自信をなくしていることが多い．また，子育てがうまくいかない苛立ち，子どもの将来を強く心配することなどから，子どもに対して過度に厳しく接し，そのことがさらに子どもとの関係を悪化させ，子ども自身の自尊心を損なわせる，という悪循環を生じている場合もある．

ペアレント・トレーニングによって養育者が障害の特性についての正しい理解をもち，子どもの行動のうち望ましくないものを減らし，好ましいものを増やす技術を身につけることができる．これは，養育困難感を減らし，子どもと養育者の関係が改善させることに役立つ．

プログラムの内容としては，行動理論を背景

---

†：権利を侵害されている一人の子どもにかかわる複数の関係者が，それぞれの分野からの視点で，その子どもが直面している問題解決の方針について共通認識をもち，情報交換や分析・調整をする会議である．

表1 障害のあるきょうだいのいる子どもの特徴

親代わりをする子ども	きょうだいに対し親の役割を担い，きょうだいの面倒をみて周囲から評価されることに喜びを見出し，親もそれを容認する．子どもは早熟化し，その子の本来の子ども時代を失ってしまう
優等生になる子ども	家庭内の葛藤や不安を家庭外の活動に活路を見出して表現する．きょうだいの分も肩代わりしたいという潜在的願望がある．親はよい子だと思い込むが，背伸びしており，心に余裕がなく，活動につまずくと挫折することもある
退却する子ども	家族にかかわることを避けている．障害をもつきょうだいをできるだけ気にしないようにすると同時に，問題を起こさないようにし，家庭の活動から退却する
行動化する子ども	自分のストレスを行動化したり，逸脱行動によって親の注意を引こうとする．負荷への率直な表現ともいえるが，無視すると行動化が激しくなる

〔西村良二：思春期の子どもたちの心の理解と家族．児童青年精医と近接領域 2004；45：87-94 より改変〕

とした行動の理解，褒め方，環境調整，不適切な行動への対応等について養育者が学び，グループワークやホームワークを通して実践する．プログラムでは，親を指導するというよりも，養育困難感をメンバー同士で共有して互いにアドバイスをし合いながら，親自身が能動的に考えて実践できるようになっていくことをサポートする．

4）きょうだい支援

人生のうちで最も長く当事者とかかわるのは，そのきょうだい（兄弟姉妹）である．幼少期から親は障害のある子どもの養育に苦労する一方で，たとえ親にはそのつもりがなくても，きょうだいに我慢を強いたり，時には親の手伝いをさせているかもしれない．表1に，障害のある子どものきょうだいの特徴を分類した．

このようなきょうだいの心理面のサポートをすることで，きょうだい自身が自分や家族を肯定的に捉えることができ，さらに親や当事者にもよい影響を与えることが期待できる．

4. 親自身への治療的対処について

1）親の精神的な問題に気づくこと

子どもの問題をみている際に，同時に親も精神的な問題を抱えていることに気づくことがある．また，親の影響で子どもが精神的問題を生

じることもある．そのような場合，親は子どもの問題には一生懸命でも自分の問題には無頓着であったり，逆に子どもの問題より自身の問題で精一杯になり子どもに目を向けられないこともある．子どもが改善していても，親が改善しないままでは支援効果は上がらない．

親に対する支援は，子どもほどスムーズには導入することができない．時間をかけながら支援者と親との信頼関係を築き，親自身が自らの問題に気づくことを待つ必要がある．

子どもの支援と親の支援とを並行して1人で行うことは困難である．医療機関であれば，それぞれの主治医を決めて連携をとることが求められる．心理相談や教育相談でも，スタッフを「子ども担当」「親担当」と分けて行うことが必要である．この場合も，担当者同士で連携をとらねばならない．

可能であれば，親のカルテを作成して親子で治療する方策を検討する．親のカルテを作成することは本人が同意しないこともあるが，親にも治療的なアプローチが必要である．

2）遺伝背景を知る

精神疾患が発症する要因には，遺伝要因と環境要因との両者が複雑に組みあわさっていると考えられている．図1に模式的に示すが，左にいくほど発症に遺伝要因が強く影響し，右にい

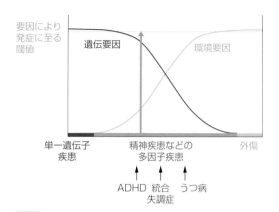

図1 疾患の発症と遺伝要因，環境要因の関係

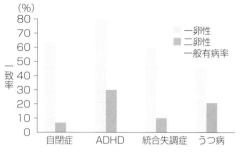

図2 精神疾患の双生児研究の結果・一般有病率の比較

くほど環境要因が強く影響する．環境要因で発症するものとしては，けがなどの偶発的な事故があり，遺伝要因で発症がほぼ決定するものは単一遺伝子（異常）に起こる疾患がある．しかし，精神疾患はその中間にある．発達障害や統合失調症などは，遺伝要因がやや大きく，うつ病は環境要因がやや大きい．

　疾患の発症に遺伝要因がどの程度影響するのかは，双生児（ふたご）について調査することでより明確にすることができる．遺伝的に全く同一と考えられる一卵性双生児と，遺伝的には50%の類似性があると考えられる二卵性双生児について，疾患の発症頻度を比較することで，その疾患に対する遺伝要因と環境要因の影響を推測できる．理論的に，遺伝要因だけで生じる疾患では，一致率は100%に，環境要因だけで発症する疾患ならば，遺伝は関係ないので一卵性と二卵性の一致率に差がないということである．

　図2に，様々な疾患の双生児研究の結果と一般の有病率を示す．ADHDの場合，他のきょうだいも約30%がADHDであり，一卵性双生児間ではさらに約80%とされており，精神疾患の中でも遺伝要因が強いと考えられる．一方，うつ病では，二卵性双生児の場合は，一般の有病率と比べて2倍程度であり，比較的環境要因が強いといえるかもしれない．

　そんな中，ASDの家族には，診断基準は満た

さないものの質的に親子に共通する認知特性があり，ペイビン（Piven）らはそれを「幅広い自閉症の表現型」（Broader Autism Phenotype：BAP）とよぶ．日本では，杉山登志郎が「発達凸凹」という表現をしている．

　また，ASDの家族にはうつ病の発症が多いことが指摘されており，さらに出産前からの発症が約2/3であるとされている．これらの報告から，母親がASDとすでに診断されている場合は，生物学的にうつ病の発症のリスクが高くなること，中核症状としての対人性やこだわりに加えて，二次合併症としてのうつ病の存在がさらに育児を困難にする可能性があるため，手厚い支援を検討すべきといえよう．

3）親自身の生育歴の問題

　親自身の生育歴で，虐待を受けていた場合は特に，虐待の世代間伝達に注意する．親の育児指導を行うのではなく，育児に関する悩みに耳を傾ける，ということが重要である．また，望まない妊娠や強迫的な価値観をもっている場合は，子どもとの関係が不適切となりやすい．

4）夫婦間の問題

　子どもに障害がある場合，夫婦の絆が強くなることも，逆にぎくしゃくすることもある．また，ぎくしゃくしていた夫婦関係が，子どもの問題を契機として顕在化することもある．そうした場合，子どもは「自分のことで両親が喧嘩

している」というマイナスのメッセージを受け取りながら育つことになる.

直接, 夫婦間の葛藤に介入することはできないが, それぞれの親にとっての相談相手をつくることや, 医療機関を含めた支援機関への相談をすすめることもある.

5) 家族内力動を見立てる

精神医学で用いる「力動 (力動精神医学)」とは, 生物・心理・社会的な力のぶつかりあい, およびその相互的因果関係の結果として捉えることをいう. 生物学的には遺伝背景や脳機能と, 心理は親の養育環境や現在の家族関係, 社

会は親の社会的立場や経済状況が関係する.

家族から様々な話を聞く中で, 家族関係をそれぞれがどのように思い描いているのかを観察することが重要である. 子どもが家族の中でどのような立場にあることが多いのか, 親はどういう育児観をもち, どのようなかかわり方をすることが多いのか, 同胞や祖父母, その他の親戚の存在はどう影響しているのかを読み, 家族内力動を見立てる.

さらに, それが子どもの問題とどう絡むかを考え, 治療に役立てられる面を探る. 経済面の見立ても治療計画を立てるうえで重要である.

5 薬物治療

1. 医学的対応総論

子どもの精神障害への医学的対応としては，①診断，②診断名の告知および疾患概念の解説，③薬物治療，④診断書や公的書類の作成，⑤精神療法，⑥対応困難な事例について連携支援の中核的役割，⑦病因の解明，エビデンス（根拠）の蓄積，⑧一般社会への概念の啓発，などがあげられる．

本項では，③の薬物治療を中心にその適応と実際について解説する．薬物の記載は，薬品名（国内で使用されているおもな商品名）とした．

2. 薬物治療開始時の留意点

薬物治療開始にあたり医師が留意すべき点は以下である．

①経緯の確認

その他の対応は無効なのか，環境調節，家族への助言，心理療法などを先行して行っているかどうかを見極める．

②標的症状の決定

たとえば ASD の人に一律に同じ薬物治療を行うのではなく，パニックや自傷行為などの「標的症状」を決めて治療する．

③有効性の評価

効果だけではなく，忍容性（薬の継続可能性）や副作用を踏まえて判定する．

④個別化

最近の研究では，体質（遺伝子なども含む）によってその薬が効くか，副作用が出現しやすいかなどがわかってきた．しかし，投薬前にそれを予想するには個別に検査を行うことが必要であり，まだ一般的には実施されていない．

⑤開始時期，開始年齢

発達途上の脳への影響を考え，精神科の治療薬は通常は就学期以降に使用する．

⑥説明と同意

治療薬の効果・副作用などを説明したうえで，本人が薬物治療を受けることに同意する．また，小児への安全性が確立していない，使用例が少ないという記載のある薬剤については，特に，投与前に十分な説明と同意を得て使用されている．

⑦投薬スケジュール

副作用が出現すればその時点で中止となるが，薬の副作用かどうかがわからない場合はできるだけ早く医師に服薬継続可能かを相談する．薬が飲みにくい場合は，他の剤型（錠剤，散剤，液体）などへの変更や，他の種類の薬剤に変更することもある．服薬希望がなければ中止とする．薬の増量は 1〜4 週間に 1 回程度のペースで行う．精神神経系に作用する薬の効果判定は早期に行うのではなく，投与開始から 4 週後と 12〜16 週後を目安とする．

3. 薬物治療各論

1）抗精神病薬

統合失調症治療薬であるが，発達障害，特に知的障害を伴う ASD 児の攻撃性，自傷行為，激しいこだわり，チック症の治療薬としても用いることがある．ASD に保険で認められているのは新規抗精神病薬であるリスペリドン（リスパダール®），アリピプラゾール（エビリファイ®）の 2 種である．

リスペリドン

　セロトニン†・ドパミン††遮断薬で，セロトニンとドパミンが拮抗することを利用している．中脳－辺縁系のドパミンを遮断して抗精神病効果を上げる一方で，セロトニンも遮断することで黒質－線条体系のドパミンはさほど遮断しない．この機序によって，今までの抗精神病薬の重大な副作用であった錐体外路症状*が少ないとされる．そのため，低年齢の学童期の使用報告研究が比較的充実している．ASDの行動異常に本剤が有効であるとした報告が多く，激しい興奮や衝動行為などの行動異常に使われている．統合失調症とは使用が異なり，少量投与で有効で，症状が改善すれば中止も可能と考えられている．

アリピプラゾール

　ドパミン部分作動薬であり，リスペリドンの副作用（眠気や体重増加など）で長期使用が困難な場合や，リスペリドンの効果が乏しいときに使用されることが増えてきた．今後小児科領域での使用が増えると考えられている．

オランザピン（ジプレキサ®，オランザピン®）

　多元受容体作用抗精神病薬で，ドパミン，セロトニン以外のアドレナリン‡などの多くの受容体にも作用する．リスペリドンと同様の効果が期待されるが，作用がより多岐に及ぶため，特に青年期以降の例に使用されている．

2）抗うつ薬，抗不安薬

　現在，不安障害の治療薬としては，ベンゾジアゼピン系薬剤に代わり，選択的セロトニン再取り込み阻害薬（SSRI）が一般に使用されている．SSRIは安全性が高いものの，投与開始時期

表1 各SSRIの不安障害などに対する適応症

薬剤名 ＼ 診断名	パニック症	社交不安	全般性不安	強迫	PTSD
フルボキサミン		○		○	
パロキセチン	○	△	△	○	△
セルトラリン	○	△		△	
フルオキセチン				△	

○：日本における適応症，△：日本になくアメリカで適応症．
PTSD：心的外傷後ストレス障害，Post-Traumatic Stress Disorder
〔市川宏伸：児童青年精神科と薬物治療．児童青年精神医学とその近接領域 2006；47：432-439 より改変〕

や減量時の副作用には特に留意する．またリスクとベネフィットを考慮して，十分な効果が得られるまで増量する必要がある（表1）．また，7歳以上の小児に認可されているのはフルボキサミンのみである．

　心身症に伴う急性不安にはベンゾジアゼピン系の薬剤を投与するが，長期間漠然と使用すべきではない．身体症状の背景に不安障害が考えられる場合はSSRIを用いるが，少量で効果がないからといって中断することなく，副作用の出現に注意しながら増量を試みる．増量や長期使用の経験がなければ，精神科医との連携をもつ必要がある．

3）ADHD治療薬

　現在，日本では，メチルフェニデート徐放剤（コンサータ®）とアトモキセチン（ストラテラ®）に，グアンファシン塩酸塩（インチュニブ®）とリスデキサンフェタミンメシル酸塩（ビバンセ®）が加わり4種の薬剤が使用できるようになった（表2）．その使い方は処方する個々の医師の判断に委ねられているが，メチルフェニ

---

　*：運動の微調整をつかさどる神経系が障害されることによって起こる本人の意志とは無関係に身体に異常な運動が起きること．
　†：感情や気分のコントロール，精神の安定に関わっている．
††：運動調節，ホルモン調節，快の感情，意欲，学習などに関わる．
　‡：覚醒－睡眠やストレスに関する働き，注意，記憶や学習などにも影響する．

表2 ADHD 治療薬

薬品名	メチルフェニデート	アトモキセチン	グアンファシン塩酸塩	リスデキサンフェタミンメシル酸塩
商品名	コンサータ	ストラテラ	インチュニブ	ビバンセ
薬の種類	中枢刺激薬	非中枢刺激薬	非中枢刺激薬	中枢刺激薬
剤型	徐放錠	カプセル, 液剤 ＊ジェネリック薬品では錠剤もある	徐放錠	カプセル
おもな作用	ドーパミン・ノルアドレナリンの再取り込み阻害	ノルアドレナリンの再取り込み阻害	アドレナリンα2A 受容体の刺激作用	ドーパミン・ノルアドレナリンの再取り込み阻害, 遊離促進
効果の持続時間	およそ 12 時間 効果の切れ目がある	終日にわたる効果	終日にわたる効果	およそ 12 時間 効果の切れ目がある
服薬回数	1 日 1 回（朝）	1 日 2 回	1 日 1 回（夕方）	1 日 1 回（朝）
副作用	食欲不振・不眠・体重減少など	頭痛・食欲減退・眠気など	傾眠・血圧低下・頭痛など	食欲不振・不眠・頭痛など
適応年齢	6 歳以上	6 歳以上	6 歳以上	6〜18 歳
認可年	2007 年 12 月	2009 年 6 月	2017 年 5 月	2019 年 12 月

表3 おもな睡眠薬

ベンゾジアゼピン系	短時間作用型	エチゾラム（デパス®）, クロチアゼパム（リーゼ®）
	中時間作用型	ロラゼパム（ワイパックス®）, ブロマゼパム（レキソタン®）, アルプラゾラム（コンスタン®, ソラナックス®）
	長時間作用型	ジアゼパム（セルシン®, ホリゾン®）, メキサゾラム（メレックス®）
イミダゾピリジン系		ゾルピデム（マイスリー®）
メラトニン代謝作動薬		メラトニン（メラトベル®）, ラメルテオン（ロゼレム®）
オレキシン受容体拮抗薬		スボレキサント（ベルソムラ®）, レンボレキサント（デエビゴ®）

デート徐放剤とリスデキサンフェタミンメシル酸塩は流通管理下にあり, 処方医および販売薬局が限定されている.

4）睡眠薬

　現在, 主流として使用されているのは, ベンゾジアゼピン系薬剤である. その作用時間によって, 超短時間型, 短時間型, 中間型, 長時間作用型に分類されている. そのほかにも, ゾ

ルピデムとメラトニン代謝作動薬が用いられている.

　使用されているおもな薬剤を表3 に示す.

　ベンゾジアゼピン系の薬剤は, 催眠作用のほか, 抗てんかん作用, 抗不安作用, 筋弛緩作用などがあるが, 睡眠薬として使用するとそれ以外の作用は副作用になる. 逆に, 抗不安薬や抗てんかん薬として使用される場合には催眠作用が副作用になる. 一方, 両者の症状をあわせも

表4 子どもに使用されるおもな抗てんかん薬

薬品名	てんかん以外の効果
カルバマゼピン	気分安定効果
バルプロ酸 Na	気分安定効果
フェノバルビタール	
フェニトイン	
ゾニサミド	
ガバペンチン	
トピラマート	
ラモトリギン	気分安定効果
レベチラセタム	
ペランパネル	
ラコサミド	
ベンゾジアゼピン系薬剤 ジアゼパム，ニトラゼパムなど	睡眠薬，抗不安薬などとしても 使用される

つ場合（不安と不眠，てんかん患者で不眠）などでは，副作用が消失するのでたびたび用いられている．睡眠障害のタイプにより，短時間作用型（6 時間以内），中時間作用型（12〜24 時間以内）が用いられるが，長時間作用型（24 時間以上）は抗てんかん薬として用いられることが多い．メラトニン製剤としてメラトベル®が認可された．またメラトニン代謝作動薬としてラメルテオンも使用される．オレキシン受容体拮抗薬も使用できる．

5）抗てんかん薬

　一部の抗てんかん薬には，本来の抗てんかん作用に加え，気分安定効果があることがわかってきた．特にてんかん合併例では，気分安定効果として用いることがある．バルプロ酸ナトリウム（デパケン®，セレニカ®），カルバマゼピン（テグレトール®），ラモトリギン（ラミクタール®）などあるが，ラモトリギンは特に精神科領域では高い評価を得ており，今後広く使用され

る可能性がある．また，てんかん合併のない症例でも今後使用してみる価値はある．

　筆者らは，ラモトリギン 50 mg/日以下を使用することで，通常抗てんかん薬として使用するよりも少量で様々な行動異常に効果があったことを報告している．同様に，他の抗てんかん薬もてんかんの治療量に比較して少量で，気分安定効果が得られる可能性がある．

　子どもに使用されるおもな抗てんかん薬を表4 に示した．

6）ASD の人への薬物治療，中核症状と併存症

　中核症状である対人性の障害（社会性の障害）に関しては，オキシトシンの投与が研究段階である．山末は，オキシトシンの点鼻投与で目もとから感情を推し量る能力の改善や協調的な行動が促進されると報告しており，今後臨床応用が期待される．一方，こだわりに関しては中核症状の場合と強迫性障害の併存の場合があり，

表5 ASD の症状構造，標的症状，おもな使用薬剤

症状構造	標的症状	おもな使用薬剤	備考
中核	対人性の障害	オキシトシン	研究段階
中核・関連	こだわり（固執）	セロトニン再取り込み阻害薬（SSRI）	承認薬
関連症状	自傷，他害，興奮，パニックなど	リスペリドン，アリピプラゾール	承認薬 少量で効果
二次合併	睡眠障害	ベンゾジアゼピン系薬剤（Bz），メラトニン，ラメルテオン	
	不安障害	抗不安薬（SSRI，Bz）	
	気分障害	抗うつ薬（SSRI）	
	気分変調	抗てんかん薬（VPA，CBZ，LTG など）	承認薬
	ADHD 症状	OROS-MPH，アトモキセチン	ADHD 治療薬

SSRI：selective serotonin re-uptake inhibitor, Bz：benzodiazepine, VPA：valproate acid, CBZ：carbamazepine, LTG：lamotrigine, OROS-MPH：Osmotic-Release Methylphenidate.

フルボキサミンが小児の強迫性障害治療薬として認可されている．それ以外は，併存症についての治療であり，表5に示したリスペリドンと

アリピプラゾールは ASD の併存症としての保険適用がある．

Column 5 ADHD と自尊感情

　発達障害の子どもは自己を把握することがむずかしいため，自尊感情という概念の把握がむずかしい．臨床的には，些細な出来事で「自尊感情の急上昇，急低下」を繰り返す傾向にあると考えている．特に，ADHD の子どもは二次合併症がなければ過去を振り返ったり，周囲と比較する能力が不十分であるため，尺度評価を用いると自尊感情は高い傾向にある．

　ところが，薬物治療によって中核症状が急速に改善するにつれて，自己認識も確立し自尊感情が低下することがある．子どもからは「今までどうしてこうだったんだろう」「何かつまらないように思う」などといった発言がきかれることもある．治療により，中核症状は改善しても自尊感情や QOL が低下することもあり，そのことを踏まえたサポートが望まれる．

6 虐待防止とトラウマケア

虐待への精神医学的対応と連携

1. 虐待の未然防止

虐待はまず未然に防ぐことである．徴候のある時点ではなく予想される時点で，何らかの介入や支援が望まれる．たとえばⅥ章「1 子ども虐待」p.112 **表1**にあげたリスク因子を複数もつ人には妊娠中からの支援を検討し，家族や親に対する出産前からの教育，産後のうつ病へのケアなどが虐待予防に必要である．そのためには，産婦人科医や助産師，保健師との連携が求められる．

子ども虐待の世代間伝達を防ぐには，虐待体験者（虐待サバイバー）の，出産前からの子育て支援を手厚くすることが重要である．

2. 早期の発見，対応

早期発見や対応には，虐待防止などに関する法律，児童福祉法の周知と，それに基づく適切な法律の運用が求められる．虐待防止などに関する法律にもあるように，学校の職員，児童福祉施設の職員，医師，保健師，弁護士，その他の児童の福祉に職務上関係のある者は，子ども虐待を発見しやすい立場にあることを自覚し，子ども虐待の早期発見に努め，関連諸機関の連携した対応が不可欠であろう．表1に虐待が疑われる子どもの様子を示す．いずれもが特異的なものではないが，子どもが「虐待を受けたと思われる時点」で通告を行い，虐待かどうかの判断は，児童相談所や保健センターに委ねることである．

3. 生活への支援

仮に虐待をする親から分離しても，虐待がないだけでは安心感を得ることはできない．虐待を受けた子どもは他者への不信感が強く，他者を受け入れられないからである．他者を受け入れられない子どもは，さながら周囲の大人たちを試すかのように，挑発的とも思える言動をぶつけてくることもある．

しかし，治療・支援をする大人は，感情的にならずに子どもの行動の背景を共感的に理解し，治療的な生活環境，安心感をもとにした愛着関係を得られる生活環境を作る必要がある．子どもの理解を促進し，スタッフとして自分との関係性を築くことが必要である．在宅支援においても同様で，親や家族への支援だけではなく，保育園，学校を含めて，かかわる大人が被虐待児の行動背景を共感的に理解する必要がある．虐待で傷ついた子どもには，治療的環境が欠かせない．

4. 医学的対応

医師は虐待を受けた子どもの精神医学的な診断を行い，適切なトラウマケアについて検討する．トラウマからの回復には，個別もしくは集団での治療が必要となることが多い．しっかりとした治療構造に守られながら自分のトラウマ体験を表現し，受け入れられ，その体験が自分の過去の不幸な体験として統合処理する作業が必要である．その治療の中で，精神療法や投薬

表1 虐待が疑われる子どもの様子

就学前の子どもに みられやすい特徴	① 不衛生，不適切な衣類．② 医療・歯科治療を受けていない．③ 大人に近づくことを尻込みする，異常な警戒感，表情をうかがう．④ 盗み食いなど食行動の異常．⑤ 多動，過度の乱暴，注意を引く行動．⑥ 感情や感覚の調節障害，度が過ぎたパニックやかんしゃく．⑦ 異常に素直，頑張りすぎ，大人びた行動
学童期以降に みられやすい特徴	① 他の要因では説明できない学業不振，緘黙．② 家に帰りたがらない，家出，放浪，徘徊．③ 逸脱行動．万引き，窃盗，金品の持ち出し，放火．④ いじめ（被害者，加害者の両方）．⑤ 自傷行為や自殺企図．⑥ アルコールやその他の薬物への依存．⑦ トラウマ関連症状（p.76～を参照）．⑧ 弱い立場の子どもの動物への攻撃性．⑨ 自己および他者イメージの問題（自己と他者への基本的不信感）．
特に性的虐待を 疑う所見	① 年齢不相応な性的言動・行動化．② 自分を汚いと感じる，清潔にこだわる．③ 回避症状；特に裸になることに抵抗を示す．④ 過覚せい症状．⑤ 愛情表現と性的表現の混同．⑥ 寡黙，怯えなどで友だち関係が確立せず孤立．⑦ 解離（意識の断裂），否認

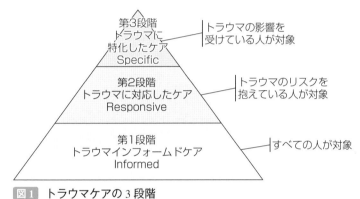

図1 トラウマケアの3段階
〔野坂祐子：トラウマインフォームドケア：公衆衛生の観点から安全を高めるアプローチ．トラウマ・ストレス 2019；17：80-89 より改変〕

などの医学的手法を用いることもある．

5. トラウマケア

　トラウマの治療は3段階に分けることができる（図1）．第1段階のトラウマインフォームドケアは，公衆衛生的な基本的な知識に基づく関わりを指すものであり，すべての人を対象とする．後述するが，トラウマインフォームドケアはバリアフリーの概念と同様に，トラウマによる生きづらさを抱えた人の障壁をなくしていくアプローチであり，トラウマケアの基盤である．第2段階のトラウマに対応したケアは，ト

ラウマの影響を受けた人を対象とした個別ケアを指す．被害の影響を最小限に抑え，成長と発達の機会を促す．第3段階のトラウマに特化したケアは，たとえばPTSD症状の軽減に焦点を当てた心理療法や薬物療法などを指す．おもな心理療法としては，EMDR（eye movement desensitization and reprocessing：眼球運動による脱感作と再処理法）やTF-CBT（trauma focused cognitive behavioral therapy：トラウマフォーカスト認知行動療法）などがあげられる．

6. トラウマインフォームドケア

トラウマの影響を受けた子どもや家族は，その影響による行動化や症状を周囲に理解されず，しばしば叱責や非難を受けている．たとえば，トラウマ反応の1つである解離やフラッシュバックという症状では，周囲からは固まってぼーっとしているようにみえるため，たとえば授業中であれば，不真面目と誤解され，叱責の原因となりやすい．また，苦痛に対しては平然としている一方で，怒りや恐怖の感情に対しては敏感で過覚醒状態になりやすいことから，キレやすい人と誤解され，良好な対人関係が築きにくくなる．このような体験が重なると，たとえほめられたとしても「そんなはずはない」と素直に受け入れられなかったり，期待が裏切られることを恐れてかえって不信感を募らせたり反抗したりする．いずれも過去の傷つきや喪失への防衛反応であり，自己否定的な感情に基づいているのであるが，周囲からは個人の性格の問題や発達障害などではないかと受け取られやすい．支援者も，叱ってもほめてもうまくいかないために無力感や不全感，怒りなどを感じて疲弊してしまう．このように，トラウマの影響は当事者のみならず支援者にも生じるのである．

トラウマインフォームドケアとは，トラウマとその影響についての知識をもち，その知識や情報に基づいた関心・配慮・注意を向けた関わりを行うことをいう．目の前のこの人はもしかしたらトラウマによる傷つきを抱えているかもしれない，という視点をもち対応するのである．トラウマインフォームドケアを推進するSAMHSA（米国保健福祉省薬物乱用・精神衛生サービス局）は，トラウマインフォームドアプローチを①理解する（Realize），②気づく（Recognize），③対応する（Respond），④再受傷させない（Resist re-traumatize）の4つのRで説明している．トラウマを体験した人は，自分の身に起きた変化や影響に気づいていないことが多い．トラウマに関する心理教育を受けることな

く，叱責や制限だけで対応されてきた場合，「自分のせいで（自分が悪い子だから，おかしいから，弱いから）問題が起こる」と思い込んでいる．そうした自責感や自己否定感は，トラウマからの回復を妨げる．そのため，支援者だけでなく本人やその身近な人にもトラウマの性質や影響，適切な対処法を伝える「心理教育」が欠かせない．

7. 親や家族への支援

在宅で支援するときはもちろんのこと，親子分離をしているときも，虐待をする親やその家族への支援は大切である．分離されていても，子どもにとっては親であり家族である．子どもは常に親に注意を向けており，その影響は大きい．電話や面会，一時帰宅など再接触の中での親は，子どもにとって凝集された関係となる．親がたびたび子どもとの約束を破ったり子どもを傷つけるような行動をとる場合は，制御する必要がある．しかし，親や家族への支援はそれほどやさしいものではない．親も虐待された経験をもっていたり，厳しく注意されたりしたことで，他者に対する不信を抱いていることが多く，支援関係をつくり維持していくことは困難なことが多い．また何よりも，長年で身についた行動パターンを変えることはむずかしい．一時帰宅や面会の場合も，十分に注意する必要がある．

表2に虐待を行っている側の特徴を示す．親の個人的，社会的問題も考慮して，支持的に接することも必要である．

8. 教育

虐待を受けた子どもには，生きる権利があることを意識できるように指導することが求められる．そのことが新たな虐待を受けず，また弱者への暴力を防ぐことにもつながる．今後求められていく問題であろう．

表2 虐待を行っている親の特徴

1	子どもへの関心が薄く，問い合わせや家庭訪問に応じない
2	子どもの問題を否認したり子どものせいにする
3	体罰を肯定・要求する
4	子どもを拒絶，非難する言動
5	子どもに完全性や年齢不相応なことを要求する
6	抑うつ，無気力，奇妙な行動や考えなど，精神医学的な問題を抱えている
7	アルコールやその他の薬物，ゲームや買い物に依存している
8	過度に保護的で，子どもが他の子どもと接触するのを制限する （電話を取り次がない，常に監視するなど）
9	家庭のことを話さないなど，秘密主義で孤立的
10	DV など夫婦関係の問題を抱えている，子どもよりも夫婦関係（特に離婚後の愛人やパートナー）のことを優先する

9. ネットワークの形成

虐待への対応は，個人では限界がある．医師（医師も様々な科との連携が必要），心理士，教育・保育関係者，福祉関係者，司法関係者，民間団体，ボランティアなどとの連携が必要である．

1 パーソナリティ症（パーソナリティ障害）

POINT！

1 パーソナリティ症は，自身のパーソナリティが原因で周囲とのトラブルが多発して社会生活に支障が生じ，そのことに本人や周囲が苦痛を感じている場合に診断される．

2 DSM-5 では，パーソナリティ症は奇妙で風変わりな群（A 群），演技的・感情的で移り気な群（B 群），不安・恐怖が強い群（C 群）に分類される．

3 パーソナリティ症の治療は精神療法が主であり，目標は，対人関係への働きかけや環境調整によって安定した生活を目指すことである．

4 多くの場合は長期経過のなかで回復していく（診断基準を満たさなくなる）が，ボーダーラインパターン（境界性パーソナリティ障害）では，衝動性のコントロール不全による自殺や事故などに注意が必要である．

1. パーソナリティとは

対人関係における行動の仕方や，対人的な出来事に対する認知（考え方）や感情の動きは人によって異なる．たとえば，新しいコミュニティに入るとき，積極的に周りの人に話しかけて知り合いを増やしていく人がいる一方で，ひとまずは誰ともかかわらずに周りの様子をうかがう人がいる．これはどちらが正しいというものではなく，その人の対人関係における個性である．このように，絶えず変化する周囲の環境，とりわけ対人的な環境に対して，その人独自のやり方で体験し，対処し，適応するパターン（特性）をパーソナリティという．我々一人ひとりがユニークなパーソナリティをもっているが，このパーソナリティそのものが人生の困難や苦しみの原因になっていることもある．

2. パーソナリティ症（パーソナリティ障害）とは

パーソナリティ症（personality disorder）は，

「その人が属する文化から期待されるものから著しく偏り，広範でかつ柔軟性がなく，青年期または成人期早期に始まり，長期にわたり変わることなく，苦痛または障害を引き起こす内的経験および行動の持続的様式」と定義される（APA, 2014）．すなわち，その人が生活する社会から期待される物事の捉え方や振る舞いなどから著しく逸脱したパーソナリティを有しており，そのために周囲とのトラブルが多発して社会生活に支障が生じ，本人か他人が苦痛を感じている場合にパーソナリティ症と診断される．パーソナリティ症には他の精神疾患を引き起こす性質があり，それらの精神疾患が前面に出ることも多い．たとえば，人間関係がうまくいかない状況に対して落ち込みが強まり，やがてうつ病で通院，治療が進むなかでパーソナリティ症が明らかになるケースもある．

ICD-11 の診断ガイドラインでは，パーソナリティ症は，1)「自己機能障害（self dysfunction）」および/または「対人機能障害（interpersonal dysfunction）」によって特徴づけられ，2)

表1 パーソナリティ症のタイプ

A群	猜疑性（Paranoid）	他人の動機を悪意あるものとして解釈するといった，不信と疑い深さを示す
	シゾイド（Schizoid）	社会的関係からの離脱と感情表出の範囲が限定される
	統合失調型（Schizotypal）	親密な関係において急に不快になることや認知または知覚的歪曲，および行動の風変わりさを示す
B群	反社会性（Antisocial）	他人の権利を無視する，そして侵害する
	境界性（Borderline）	対人関係，自己像および感情の不安定と著しい衝動性を示す
	演技性（Histrionic）	過度な情動性を示し，人の注意を引こうとする
	自己愛性（Narcissistic）	誇大性や賞賛されたいという欲求，共感の欠如を示す
C群	回避性（Avoidant）	社会的抑制，不全感および否定的評価に対する過敏性を示す
	依存性（Dependent）	世話をされたいという過剰な欲求に関連する，従属的でしがみつく行動をとる
	強迫性（Obsessive-Compulsive）	秩序，完璧主義および統制にとらわれる

〔日本精神神経学会（日本語版用語監修），高橋三郎・大野裕（監訳）：DSM-5 精神疾患の診断・統計マニュアル．医学書院 2014：635 を参考に作成〕

長期間（たとえば，2年以上）にわたって持続し，3）それは不適応的な認知，感情，行動パターンとして現れ，4）特定の状況で一貫して誘発され，5）その人の重要な領域で実質的な苦痛があることが基準となっている．なお，6）その症状は薬物や神経系疾患等によるものではなく，7）その行動パターンが発達上適切である場合，または社会政治的対立を含む社会的/文化的要因によって説明できる場合には診断すべきではないとされる．これらによって診断が確定したら，重症度および「否定的感情（Negative Affectivity）」「離隔（Detachment）」「非社会性（Dissociality）」「脱抑制（Disinhibition）」「制縛性（Anankastia）」からなる5つのパーソナリティ特性を評価して，たとえば，「パーソナリティ症，軽度，否定的感情および非社会性を伴う」などと記述する．なお，パーソナリティ特性は，パーソナリティ症やパーソナリティ困難（Personality Difficulty）[†] のない人にみられる正常な

パーソナリティ特徴と連続性をもつことが明記されており，健常群とパーソナリティ症群のスペクトラムが想定されている．

3. パーソナリティ症（パーソナリティ障害）のタイプ

ICD-11 では，上記で説明したようにパーソナリティの特性により診断するが，DSM-5 ではカテゴリー診断が採用されており，パーソナリティ症を大きく3つのクラスター（群）に分けている．奇妙で風変わりな群（A群），演技的・感情的で移り気な群（B群），不安・恐怖が強い群（C群）である（表1）.

A群には，猜疑性，シゾイド，統合失調症型の3つが含まれる．極度に人を疑ったり，非現実的な考え方にとらわれたり，理解し難い認知や行動を見せることがある．対人関係でそのかかわり方が顕著に生じるため，社会生活に問題が生じやすい．また，統合失調症や妄想性障害

---

† ：「パーソナリティ困難」とは，軽度パーソナリティ症とまでは診断できないものの，顕著なパーソナリティ特性により少なくとも2年間にわたり困難な状態にある場合を指す．パーソナリティ症とは異なり，困難さが断続的（たとえばストレスがあるとき）またはより控えめな程度で現れる．

といった精神疾患とのつながりが指摘されている．B群には，反社会性，境界性，演技性，自己愛性の4つが含まれる．感情的かつ衝動的であり，そのために周囲を巻き込んで他人に迷惑をかけることが多い．ただ，本人もその極端な情動の移り変わりに悩んでおり，ストレスを抱えている．C群には，回避性，依存性，強迫性の3つが含まれる．不安や恐怖心が強く，なかなか自己主張することができない．また，不安ゆえに他者本位になり他人に依存してしまったり，反対に人と交わることを避けてしまったりして，対人関係に支障をきたしやすい．なお，各群の有病率はA群が5.7%，B群が1.5%，C群が6.0%，何らかのパーソナリティ症をもつ人が9.1%とされる（APA，2014）．

4. パーソナリティ症（パーソナリティ障害）の要因

　パーソナリティ症の要因としては，生物学的要因と心理社会的要因がある．生物学的要因としては，反社会性や境界性（ボーダーラインパターン）のパーソナリティ症において，セロトニン系の機能低下と衝動性の関連が指摘されている．また，虐待を受けてきた境界性パーソナリティ障害患者の画像学的研究では，海馬と脳下垂体が小さいという所見がみられる．心理社会的要因としては，養育環境や心的外傷や発達過程などが関与する．特に反社会性や境界性（ボーダーラインパターン）のパーソナリティ症においては，劣悪な養育環境や多重の外傷の存在との関係が多く指摘されている．

　パーソナリティは生まれ持った気質と周りの人とのかかわりとが互いに影響しながら形成され，その基礎は，生まれて間もない赤ちゃんの時期から育まれる．養育者との関係は，子どもの世界に対する安心感の育ちに大きな影響を及ぼしており，この時期に大切に世話をされ，受け入れてもらっていると感じることは，自己肯定感や他人に対する信頼感につながる．家族は子どもが最初に経験する人間関係であるため，

家族同士の関係に不和や偏りがあると，子どものパーソナリティ形成に大きな影響が生じるとされている．また，背景に発達障害があると，社会生活において安心感が育ちにくいために，パーソナリティの根幹が不安定になりやすい．さらに，パーソナリティ症は人とのかかわりや社会において生じる問題であるため，社会の風潮がその発症に大きくかかわっている．誰もが安心して生活できる社会の醸成が求められる．

5. パーソナリティ症（パーソナリティ障害）の治療と予後

　パーソナリティ症の患者の多くは，困難さの要因がパーソナリティにあると認識していないため，パーソナリティの問題を主訴として医療機関を受診することは少ない．しかし，それによる不適応の結果として，たとえば不眠，不安，抑うつなどが生じると，そうした症状を訴えて医療につながることがある．このような，パーソナリティによる不適応の結果としての症状について治療しているうちに，不適応的な対人関係のパターンが徐々に明らかになり，本人にパーソナリティ障害であると認識されることが多い．その際，患者が訴える症状や主観的苦しみだけにとらわれずに，対人関係上の特徴的なあり方に目を向けることが重要となる．加えて，これまでの育ちを聴取し，周囲からの聞き取りなどによって特定の不適応的な対人関係のパターンと持続性を明らかにする必要がある．パーソナリティをすぐに治療の標的にすると治療関係の破綻を招く可能性があるため，当面はより限局的な問題に焦点づけて介入することに留めながら，患者の治療の動機付けがより内面的な方向に向かうことを待つほうがよいことも多い．

　パーソナリティは統合失調症や気分障害のような狭義の「疾患」ではないため，基本的には変化しにくく，対人関係への働きかけや環境調整によって，安定した生活を目指すことが一般的である．パーソナリティ症の治療は精神療法

（心理療法）が中心であり，支持的精神療法，認知行動療法，力動的精神療法，弁証法的行動療法がおもに選択される．治療では，問題が他人や周囲の状況ではなく自分自身にあることを理解できるようにすることや，社会的に望ましくない不適応行動を減らすための支援が行われる．ただし，パーソナリティ症の精神療法は本人のパーソナリティを変えたい意志の確認が前提とされており，「治してほしい」という受け身の姿勢ではなく，自分の力で「治したい」という意志が必要となる．薬物療法は，合併した抑うつ状態や不安状態に対して対症療法的に行われており，統合失調型には抗精神病薬，境界性（ボーダーラインパターン）でみられる衝動性にはSSRIや気分安定薬などが用いられる．また，パーソナリティ症の治療には社会参加が重要であり，そのための社会的障壁をなくすことも必要である．なお，多くのパーソナリティ症は年齢による自然軽快があり，長期経過のなかで回復していく（診断基準を満たさなくなる）ことが多いとされている．一方で，境界性（ボーダーラインパターン）のパーソナリティ症では，繰り返されるリストカットや性的な行動化（アクティングアウト）といった衝動性のコントロール不全による自殺や事故などに注意が必要であり，それらに対する予防も重要となる．

2 認知症

POINT！

1 認知症の症状には，記憶障害などの中核症状と，徘徊や抑うつなどの行動・心理症状（BPSD）がある．

2 BPSD は常に生じるわけではないが，介護者にとって負担になることが多い．

3 認知症の治療は対症療法のみであり，早期発見と早期治療・ケアが進行を遅らせることに有効である．

4 認知症の重症化の予防には，本人の自己肯定感が保てるように，周囲から必要とされているという安心感や自信をもたせることが重要とされる．

1. 認知症とは

「日本における認知症の高齢者人口の将来推計に関する研究」（平成 26 年度厚生労働科学研究費補助金特別研究事業）の推計では，65 歳以上の認知症患者数は 2025 年に約 675 万人（有病率 18.5％）とされ，5 人に 1 人程度が認知症になると予測されている．

認知症とは，脳の変性疾患や脳血管障害によって，記憶や思考などの認知機能の低下が起こり日常生活に支障をきたしている状態であり，「生後いったん正常に発達した種々の精神機能が慢性的に消退・消失することで日常生活・社会生活を営めない状態」と定義される．

ICD-11 の診断基準では，1）①記憶，②実行機能，③注意，④言語，⑤社会的認知[†]および判断，⑥精神運動速度[††]，⑦視知覚または視空間認知のうち，2 つ以上の認知領域において，

その人の以前の機能レベルから低下していること，2）日常生活動作の自立を著しく阻害するほど重度であること，3），神経系の基礎的な後天的疾患，外傷，感染症または脳に影響を及ぼす他の疾患過程，あるいは特定の物質または薬剤の使用，栄養不足，毒素への曝露に起因すると推定され，物質中毒や禁断症状によるものではないこととされている．また，昏睡，せん妄，神経発達症，加齢に伴う能力低下等は除外される．多くの認知症患者では記憶障害がみられるため，認知症は物忘れの疾患と思われがちであるが，診断のためのガイドラインには「記憶障害に限定されない」と明記されており，記憶障害を伴わない場合もあることは留意しておきたい．

また，認知症の重症度は，神経認知機能障害の程度と日常生活動作の自立能力に応じて，軽度，中等度，重度に評価される．重症度は，客観的な臨床検査と，家族や介護者など本人をよ

---

†：「社会的認知」は，自分の周りにいる人々の気持ちを理解し，強調して生活していく認知的な能力である．そのため，社会的認知の低下は対人関係悪化を引き起こし，地域で孤立してしまったり，介護者と対立してしまったりすることが懸念される．

††：「精神運動速度」が低下（遅延）すると，体の動きが鈍り，話すスピードや質問の返答も遅くなる．ただし，時間をかければこれまでと同様の言動をとることができ，質問に対しても的確に答えることができる．

表1 ICD-11 による重症度評価

軽度（Mild）	中等度（Moderate）	重度（Severe）
・自立して生活できるが，ある程度の見守りやサポートが必要な場合がある ・地域活動や社会活動に参加することは可能であり，障害がないようにみえることもある ・判断力や問題解決力は一般的に低下するが，認知症の病因によっては社会的判断力が保たれることがある ・複雑な意思決定，計画の立案，および/または金銭の取り扱い（たとえば，小銭の計算や請求書の支払いなど）が困難な場合がある	・着替えや身だしなみなどの基本的な日常生活動作が困難となり，家事は簡単なものしかできず，家の外で過ごす際にはコミュニケーションなどでサポートが必要となる ・記憶障害や判断力，問題解決力の低下が著しく，混乱しやすくなる ・抑制的または攻撃的な行動（たとえば，叫ぶ，しがみつく，徘徊，睡眠障害，幻覚など）をとることがあり，社会生活に支障をきたす	・一般的に重度の記憶障害を特徴とするが，これは病因によって異なる ・時間や場所の見当識，判断や問題解決が全くできなくなることが多い．また，周囲で起こっていることを理解することが困難な場合がある ・入浴，排泄，食事などの身辺自立が困難になり，尿失禁や便失禁がみられる場合もある

く知る人からの情報に基づいて評価される（表1）．

2. 4大認知症

認知症のおもな原因疾患は，脳の変性疾患であるアルツハイマー型認知症が最も多く，次いで，脳梗塞や脳出血などの脳血管障害によって起こる脳血管性認知症が多くみられる．なお，アルツハイマー病と脳血管性認知症が合併するものを混合型認知症とよぶ．そのほかには，レビー小体の変性によるレビー小体型認知症や，ピック病による前頭側頭型認知症などがあり，これらを一般に4大認知症とよぶ（表2）．また，65歳未満で発症すると，若年性認知症といわれる．

3. 認知症の症状

認知症の症状は，中核症状と行動・心理症状（Behavioral and Psychological Symptoms of Dementia：BPSD）に分けられる．

中核症状は認知症のメインの症状であり，記憶障害や見当識障害，実行機能障害が認められ，理解力や判断力が低下する．記憶障害では，記憶・保持・想起という記憶の3つの構造のうち，認知症では保持の障害が問題となる．遠隔記憶よりも近時（即時）記憶が先に障害され，

昔のエピソードはよく覚えている一方で，さっき食べた食事の内容を忘れるということがよくある．また，手続き記憶よりも宣言記憶が先に障害され，自転車の乗り方など身体で覚えた記憶は保持しているが，人の名前や言葉の意味といった社会的に共有する出来事や知識を忘れてしまうことが多い．見当識障害は，時間，場所，人の順に障害される．実行機能障害では，計画を立てたり順序立てたり建設的に判断することができなくなり，たとえば食事を作ることができなくなる．

周辺症状といわれる BPSD では，行動症状として，暴力，暴言，徘徊，ケアの拒絶，不潔行為などがあり，心理症状として，抑うつ，不安，幻覚，妄想，睡眠障害などがある．認知症の経過中，常に生じるわけではないが，認知機能障害よりも介護者にとって負担になることが多いことから，介護の現場ではより重視されている．すなわち，認知症の支援においては，中核症状だけでなく BPSD についても把握することが重要といえる（図1）．

4. 認知症の予防とケア

現代医学では，薬の副作用や低栄養等が原因の一部の認知症を除き，一旦認知症を発症してしまうと，進行速度を遅くすることはできても

表2 4大認知症

アルツハイマー型認知症	慢性・進行性の認知機能の低下を主徴とする 加齢とともに発症率が増加していく疾患のため，高齢化とともに患者数は増加する 薬物療法は対症療法薬のみであり，根本的治療薬は開発途上
脳血管性認知症	脳梗塞や脳出血などによって発症する認知症であり，脳の場所や障害の程度によって症状は異なる 緩徐ではなく階段状に進行する 障害される能力と残っている能力が混在する「まだら認知症」となり，病識も保たれていることが多い 治療の基本は，脳卒中の再発予防と認知機能に応じた対症療法
レビー小体型認知症	記憶障害を中心とした認知症と，動作が遅くなり転びやすくなるパーキンソン症状，繰り返す幻視がみられる 多くは50〜70歳台に発症し，男性に多い 経過はアルツハイマー病よりも早く，感染症や繰り返す転倒による外傷等で予後は不良となりやすい 対症療法のみで根本的な治療法はない
前頭側頭型認知症	働き盛りの50〜60代で発症することが多い 前頭葉や側頭葉の萎縮を主徴とするため，「人格・社会性」や「記憶・言語」の機能低下による精神神経症状を呈する 前頭葉機能低下は本来のその人らしさを失わせ，「本能のままに」行動するようになる（行動障害型前頭側頭型認知症） 側頭葉機能低下に伴う代表的な症状は失語症 対症療法のみで根本的な治療法はない

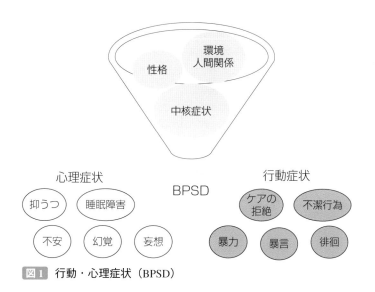

図1 行動・心理症状（BPSD）

完治することはない．認知症はだんだん悪くなる一方の病気といえる．そのため，予防に注目が集まっている．認知症のリスク因子としては，難聴，社会的孤立，抑うつ，喫煙，大気汚染，高血圧，糖尿病，肥満，運動不足，頭部外傷，過剰飲酒，教育歴（知的好奇心の低さ）の12因子が指摘されている．そのため，認知症を発症しないようにする一次予防としては，地域のコミュニティなどでの運動や知的活動がよいとされる．

認知症が発症した場合には，早期の発見と早期の治療・ケアが進行を遅らせることに有効である．認知症の治療としては，回想法や作業療法といった心理療法と，興奮状態などの過活動症状や，抑うつや意欲低下などの低活動症状を改善させる薬物療法があるが，いずれも対症療法である．その際，ケアを困難にさせるBPSDへの対応も重要である．認知症になり，以前は問題なくできていたことができなくなる状況に悔しい思いをしているのは，ほかでもない認知症を発症した本人であり，こうした気持ちを理解したうえでかかわることが大切である．BPSDに対して叱責したり問いただしたりすることは，認知症患者の心の状態を不安定にし，かえってその後BPSDがより強く出る恐れがある．本人の自己肯定感が保てるように，周囲から必要とされているという安心感や自信をもたせることが，重症化を防ぐための認知症のケアに欠かせない．

5. せん妄

認知症と似た症状にせん妄がある．せん妄とは，注意障害と意識障害により環境に対する見当識の低下がある状態のことを指しており，昏睡状態よりは軽い中等度までの意識障害を背景に，幻覚・妄想・不安・不眠・興奮・徘徊など多彩な精神症状を呈する．この病態は急速に変わるのが特徴であり，同じ状態が継続する場合はせん妄ではない．術後せん妄，夜間せん妄，ICUせん妄，振戦せん妄（アルコール離脱後に起きるせん妄）などがあり，興奮を伴う活動性せん妄と，活動性が低下する寡活性せん妄がある．

せん妄状態では，記憶や言葉の障害，視空間認知の問題，全体の知覚（形や大きさの判断の障害など）などが混乱するなどの障害も生じる．せん妄発症のメカニズムは多様であり，直接的因子は手術侵襲，感染，アルコール離脱であるが，高齢者，認知症，脳血管障害や頭部外傷の既往などがせん妄の素因となり，心理的ストレスや身体拘束による非動化などが促進要因となるとされている．また，ドパミン活動とアセチルコリン活動の不均衡（ドパミン作動性神経活動の亢進，アセチルコリン作動性神経活動の低下）が病態に関与するとされ，狭義の心理的問題ではなく，向精神薬などの薬物や身体的状態（身体疾患）などが関与していることもある．

せん妄は原疾患の予後不良因子とされており，注意力低下や動作緩慢，意識晴明度の低下などによって合併症（転倒・骨折など）の誘因ともなる．加えて，せん妄の遷延や再発・再燃は非可逆的な認知機能低下を生じさせうるため注意が必要である．

公認心理師
試験過去問題

Q1～Q21

Q1 普通教育に適する子どもとそうでない子どもを見分けるための検査法を最初に開発した人物は誰か，正しいものを1つ選べ．（2019）

① A. Binet

② D. Wechsler

③ E. Kraepelin

④ F. Galton

⑤ J. Piaget

Q2 ストレンジ・シチュエーション法におけるアタッチメントの類型の説明として，最も適切なものを1つ選べ．（2021）

① 回避型は，養育者との分離場面で激しく泣きやすい．

② 安定型は，養育者との分離場面で泣きの表出が少ない．

③ 無秩序・無方向型は，養育者との再会場面で激しく泣きやすい．

④ アンビバレント型は，養育者との再会場面でしばしば激しい怒りを表出することがある．

［本書内関連：Ⅰ章など］

答えと解説

A1 正答①

Binet と T. Simon は 1905 年に，最初の知能検査法であるビネー式知能検査をパリで考案した．その後，1916 年にアメリカで「スタンフォード・ビネー改訂知能検査」が発表され，世界各地での知能検査の普及に貢献した．

A2 正答④

アンビバレント（ambivalent）型は否定的感情が落ち着きにくく，親にアンビバレント（両価的）な態度を見せることから名づけられた．アンビバレント型では，最初から不安で親から離れることができず，近接と怒りや拒否が入り混じる行動を表すとされている．

Q 3 精神疾患の診断・統計マニュアル改訂第 5 版〈DSM-5〉について，正しいものを 1 つ選べ．（2020）

① 機能の全体的評価を含む多軸診断を採用している．
② 次元モデルに基づく横断的症状尺度が導入されている．
③ 強迫症/強迫性障害は，不安症群/不安障害群に分類される．
④ 生活機能を心身機能・身体構造，活動および参加の 3 要素で捉えている．
⑤ 分離不安症/分離不安障害は，「通常，幼児期，小児期または青年期に初めて診断される障害」に分類される．

Q 4 遺伝カウンセリングにおいて，経験的再発危険率が最も重要な疾患として，正しいものを 1 つ選べ．（2020）

① 統合失調症
② ダウン症候群
③ Huntington 病
④ 家族性 Alzheimer 病
⑤ 筋緊張性ジストロフィー症

〔本書内関連：Ⅱ章など〕

答えと解説

A 3 正答②
2013 年にアメリカ精神医学会は DSM-5 を発表した．DSM-Ⅳからの大きな変更点としては，一部の精神障害（精神病性障害）で，その症状の重症度に応じて「定量的に」評価し，1 人の患者の臨床的な特徴を把握する方式（ディメンション：次元モデル）が採用されたことである．

A 4 正答①
大部分の染色体異常や多因子疾患では，単一遺伝疾患とは異なり，理論的に再発率を算出することができない．そのため，これまでの家系解析によって蓄積されたデータをもとに再発率が推定される．統合失調症は多因子疾患であるため，経験的再発率が重要になる．遺伝カウンセリングにおいては，これらの数値があくまでも過去の経験に基づく確率であることをクライエントが理解できるよう努めなければならない．

Q 5 注意欠如多動症/注意欠如多動性障害〈AD/HD〉の児童へのアセスメントについて，最も適切なものを1つ選べ．（2022）

① 親族についての情報を重視しない．
② 1歳前の行動特性が障害の根拠となる．
③ 運動能力障害の有無が判断の決め手となる．
④ 家庭内での様子から全般的な行動特性を把握する．
⑤ 保育園，幼稚園などに入園してからの適応状態に注目する．

Q 6 自閉スペクトラム症/自閉症スペクトラム障害〈ASD〉の特性のうち「中枢性統合の弱さ」として説明できるのは次のうちどれか，正しいものを1つ選べ．（2019）

① 特定の物音に過敏に反応する．
② 他者の考えを読み取ることが難しい．
③ 目標に向けて計画的に行動することが難しい．
④ 細部にとらわれ大局的に判断することが難しい．
⑤ 状況の変化に応じて行動を切り替えることが難しい．

Q 7 発達障害のある子どもの親を対象としたペアレント・トレーニングについて，不適切なものを1つ選べ．（2020）

① 育児から生じるストレスによる悪循環を改善する．
② 対象は母親に限定していないが，参加者の多くは母親である．
③ 親と子どもが一緒に行うプレイセラピーを基本として発展してきた．
④ 子どもへのかかわり方を学ぶことで，より良い親子関係を築こうとするものである．
⑤ 注意欠如多動症/注意欠如多動性障害〈AD/HD〉のある子どもの親に有効である．

〔本書内関連：Ⅲ章など〕

A 5　正答⑤

ADHD の診断基準に，「その程度は発達の水準に不相応で，社会的および学業的/職業的活動に直接，悪影響を及ぼすほど」とあるように，社会活動のなかで直接的な影響が出ていることが診断の基準になる．したがって，保育園，幼稚園などに入園してからの適応状態に注目することが非常に重要となる．

A 6　正答④

中枢性統合とは，さまざまな情報を統合して全体としての意味を見出す能力であり，部分の集まりから全体を捉えたり，社会的状況の背後にある文脈を捉えたりする能力を指す．ASD では，さまざまな情報を統合せずに断片化した情報として理解するため，文脈や社会的状況の理解が困難になる．

A 7　正答③

ペアレント・トレーニングは行動理論に基づいた方法であり，その目標は，親の養育スキルの獲得，親子関係の改善，子育てストレスや抑うつ状態の軽減と，子どもの生活スキルやコミュニケーション行動などの適応行動の獲得，問題行動の改善という親子両者の行動変容にある．

Q 8 DSM-5 の回避・制限性食物摂取症/回避・制限性食物摂取障害の特徴として，最も適切なものを 1 つ選べ．（2022）

① 小児に特有である．
② 食べることへの関心を失う．
③ 過度の減量を契機に発症する．
④ 体型に対する認知に歪みがある．
⑤ 文化的慣習によって引き起こされる．

Q 9 強迫症の症状として，適切なものを 1 つ選べ．（2022）

① 儀式行為
② 欠神発作
③ 常同行為
④ 連合弛緩
⑤ カタレプシー

［本書内関連：Ⅳ章など］

答えと解説

A 8 正答②
神経性無食欲症では，ダイエットを契機として生じるというパターンがよくみられ，体型に対する認知の歪みが認められる．一方で，回避・制限性食物摂取障害では「食べることまたは食物への明らかな無関心」が診断基準であり，体型に対する認知の歪みはみられない．

A 9 正答①
儀式行為は強迫症の代表的な症状である．常同行為は儀式行為と似ているが，その行為の意味が多義的であり，状況や対象ごとの理解が必要になるという点で異なる．強迫症では，個人を脅かすような大きな不安をより対処しやすい不安に置き換え，その不安を対処（コントロール）することで一時的な安心感を得ている．そのため，不安への対処行動をせずにはいられず，同じ行動を繰り返すことになる．

Q 10 アレキシサイミア傾向の高い心身症患者の特徴について，正しいものを 1 つ選べ．(2019)

① 身体症状より気分の変化を訴える．
② ストレスを自覚しにくいことが多い．
③ 身体症状を言葉で表現することが難しい．
④ 空想や抽象的な内容の夢を語ることが多い．

Q 11 心身症に関連した概念について，正しいものを 1 つ選べ．(2020)

① 慢性疼痛患者には，抗うつ剤は無効である．
② 進学や結婚は，気管支喘息の増悪に関与しない．
③ タイプ A 型行動パターンは，消化性潰瘍のリスク要因である．
④ 本態性高血圧症が心理的ストレスで悪化している場合は，心身症と考えられる．
⑤ アレキシサイミア〈失感情症〉とは，以前楽しめていた活動に対して楽しめない状態を意味する．

Q 12 睡眠薬として用いられるオレキシン受容体拮抗薬の副作用として，頻度が高いものを 1 つ選べ．(2022)

① 依存
② 傾眠
③ 呼吸抑制
④ 前向性健忘
⑤ 反跳性不眠

〔本書内関連：V 章など〕

答えと解説

A 10 正答②
気分の変化など内的な感覚やそれに伴う感情に対する認識が乏しいことがアレキシサイミアの特徴である．言葉で表現することがむずかしいのは「情動」であり，身体症状ではない．

A 11 正答④
日本心身医学会では，「心身症とは，身体疾患の中で，その発症や経過に心理社会的因子が密接に関与し，器質的ないし機能的障害が認められる病態をいう．ただし，神経症やうつ病など，他の精神障害に伴う身体症状は除外する．」と定義している．心理的ストレスは交感神経系を刺激し，一時的に血圧を上昇させる環境因子となり得る

A 12 正答②
オレキシン受容体拮抗薬のおもな副作用は，傾眠，めまい，疲労，悪夢，頭痛である．深い睡眠になりにくく，レム睡眠が増えるために夢が多くなり，それゆえに傾眠という副作用が生じやすい．

Q 13 身体損傷により病院に搬送された患者で自損行為の可能性が疑われる場合，緊急に確認するべき事項として，優先度の低いものを1つ選べ．（2021）

① 自らの意思で行ったかどうかを確認する．
② 致死的な手段を用いたかどうかを確認する．
③ 明確な自殺の意図があったかどうかを確認する．
④ 背景にストレス要因があったかどうかを確認する．
⑤ 明確な致死性の予測があったかどうかを確認する．

Q 14 DSM-5における素行症/素行障害の説明として，適切なものを1つ選べ．（2022）

① 素行症を持つ人の反抗や攻撃性は，反抗挑発症を持つ人よりも軽度である．
② 素行症における虚偽性には，義務を逃れるためしばしば嘘をつくことが含まれる．
③ 診断基準にある重大な規則違反には，性行為の強制，ひったくり及び強盗が相当する．
④ 素行症は，発症年齢によって，小児期発症型，青年期発症型又は成人期発症型に特定される．
⑤ 問題行動歴のない者でも，被害者を死亡させる重大事件を起こした場合には，素行症と診断される．

Q 15 不登校児童生徒への支援の在り方について（令和元年，文部科学省）の内容として，適切なものを2つ選べ．（2022）

① 学校に登校するという結果を最終的な目標として支援する．
② 学習内容の確実な定着のために，個別の教育支援計画を必ず作成する．
③ 組織的・計画的な支援に向けて，児童生徒理解・支援シートを活用する．
④ フリースクールなどの民間施設やNPO等との積極的な連携は，原則として控える．
⑤ 校長のリーダーシップの下，スクールカウンセラー等の専門スタッフも含めた組織的な支援体制を整える．

［本書内関連：VI章など］

A 13 正答④

ストレス要因の確認は，長期的な支援においては欠かせない情報となるが，患者に自傷他害行為が疑われる場合には，まずは命を守ることを優先し，患者との面接でなされる質問・確認はそのために行う必要がある．

A 14 正答②

素行障害の診断基準は，「人および動物に対する攻撃性」「所有物の破壊」「虚偽性や窃盗」「重大な規則違反」であり，「虚偽性や窃盗」の説明には，「故物または好意を得たり，または義務を逃れるためしばしば嘘をつく（例：他人をだます）」とある．

A 15 正答③⑤

文部科学省の「不登校児童生徒への支援の在り方について（通知）」では，「児童生徒理解・支援シート」を活用することや，校長のリーダーシップの下でスクールカウンセラーなどの専門スタッフも含めた組織的な支援体制が重要になってくることが明記されている．

Q 16 発達障害者が一般就労を行おうとしているときに利用するサービスとして，最も適切なものを 1 つ選べ．（2022）

① 行動援護

② 就労定着支援

③ 就労継続支援 B 型

④ リワークによる支援

⑤ ジョブコーチによる支援

Q 17 地域包括ケアシステムについて，正しいものを 2 つ選べ．（2022）

① 医療と介護の連携強化を図っている．

② 地域包括支援センターには，医師が常駐している．

③ 利用者のケアが中心であり，権利擁護については取り扱わない．

④ 地域ケア会議では，多職種が協働して個別事例の課題解決を図っている．

⑤ 要介護者が介護施設に入所して，集団的ケアを受けることを目的としている．

Q 18 チーム医療について，最も適切なものを 1 つ選べ．（2020）

① 多職種でのカンファレンスは，議論や検討の場ではない．

② 医療に従事する多種多様な医療スタッフが，場所を共有する．

③ 患者自身がチームの意思決定や治療選択に関わることはない．

④ 各職種の機能と役割について，互いに知っておくことが必要である．

［本書内関連：Ⅶ章など］

A 16 正答⑤

日本では「障害者の雇用の促進等に関する法律（障害者雇用促進法）」のもと，「職場適応援助者（ジョブコーチ）支援事業」が2002年から開始されている．ジョブコーチは，障害者や事業主，障害者の家族に対して，職場適応に関するきめ細かな支援をする公的なサポートを行う．なお，リワークは「休職していた人が復職するためのもの」であり，①②③は障害福祉サービスの1つである．

A 17 正答①，④

地域包括ケアシステムとは，疾病を抱えても自宅等の住み慣れた生活の場で療養し，自分らしい生活を続けることができるように地域内で助け合う体制のことを指す．地域包括支援センターに置かれている専門職は，保健師等，社会福祉士，主任介護支援専門員であるが，医療と介護の連携強化を基盤としており，地域ケア会議では多職種が協働している．

A 18 正答④

チーム医療の考え方では，患者もチームの一員である．病院ではさまざまな医療職が集まりカンファレンスを行うが，ここでは情報を交換・共有するだけではなく，異なる専門的知見をもつ専門職が様々な視点から現状を分析し，議論を経て目標を共有する．チーム医療の実践のためには，各職種の機能と役割について互いに知っておくことが必要となる．

Q 19 認知症の行動・心理症状 [behavioral and psychological symptoms of dementia 〈BPSD〉] について，最も適切なものを 1 つ選べ．(2022)

① 生活環境による影響は受けない．

② 前頭側頭型認知症では，初期からみられる．

③ 治療では，非薬物療法よりも薬物療法を優先する．

④ Alzheimer 型認知症では，幻視が頻繁に見られる．

⑤ 単一の妄想として最も頻度が高いのは，見捨てられ妄想である．

Q 20 せん妄について，適切なものを 1 つ選べ．(2021)

① 小児では発症しない．

② 注意の障害を呈する．

③ 早朝に症状が悪化することが多い．

④ 予防には，補聴器の使用を控えた方がよい．

⑤ 予防には，室内の照度を一定にし，昼夜の差をできるだけ小さくすることが有効である．

Q 21 秩序や完全さにとらわれて，柔軟性を欠き，効率性が犠牲にされるという症状を特徴とするパーソナリティ障害として，最も適切なものを 1 つ選べ．(2019)

① 境界性パーソナリティ障害

② 強迫性パーソナリティ障害

③ 猜疑性パーソナリティ障害

④ スキゾイドパーソナリティ障害

⑤ 統合失調型パーソナリティ障害

〔本書内関連：追補など〕

答えと解説

A 19 正答②

認知症では，中核症状よりも BPSD の方が介護者の負担感を増大させ，医療的な介入が求められる症状とされている．BPSD は，身近な人との関係次第で症状の現れ方が異なるとされており，前頭側頭型認知症というパーソナリティ変化などが早期から生じやすい病態では，初期から BPSD が認められる．

A 20 正答②

せん妄は小児科の入院患者の約 10%に出現する．小児のせん妄では，大人で認められる認知や行動上の障害よりも，気分の不安定さ，イライラなどが目立つ．また，元気がなくなる，ぼんやりするなどの低活動性のせん妄も多いとされる．

A 21 正答②

強迫性パーソナリティ障害は，「秩序（規律性），完璧主義，およびコントロール（柔軟性の余地がない）への広汎なとらわれ」を特徴とする．そのため，1つひとつの作業に時間がかかり，家事や仕事に遅れが生じたり，完了できないことがある．

索 引

和 文

欧文・数字

公認心理師カリキュラム準拠　現場実習にも役立つ
子どもの精神保健テキスト　改訂第3版　　ISBN978-4-7878-2613-8

2023 年 12 月 7 日　改訂第 3 版第 1 刷発行

2015 年 9 月 25 日　初版第 1 刷発行
2019 年 11 月 8 日　改訂第 2 版第 1 刷発行
2022 年 4 月 26 日　改訂第 2 版第 2 刷発行

編 著 者	古荘純一
著　　者	岩﨑美奈子
発 行 者	藤実正太
発 行 所	株式会社　診断と治療社

　　　　　　〒 100-0014　東京都千代田区永田町 2-14-2　山王グランドビル 4 階
　　　　　　TEL：03-3580-2750（編集）　03-3580-2770（営業）
　　　　　　FAX：03-3580-2776
　　　　　　E-mail：hen@shindan.co.jp（編集）
　　　　　　　　　　eigyobu@shindan.co.jp（営業）
　　　　　　URL：http://www.shindan.co.jp/

表紙デザイン	株式会社サンポスト
印刷・製本	三報社印刷株式会社